イメージ♪と イラスト で学ぶ

あなたの心に
ビビッ!と届く

臨床心電図

判読上達
ハートフル ガイドBook

本書は日本離床学会の全面協力により作成されました.

　"心臓が発する電気信号を医学に応用できないか"ウィレム・アイントーフェン先生のこの熱い想いから、心電図の技術が実用化されました。それから100年以上も時代を重ねた今日、心電図検査は循環器分野において標準的な診断ツールとなりました。不整脈や心筋梗塞、狭心症などの初期診断だけでなく、身近なところでは職場や学校の健診でも標準的な検査として導入されています。このように汎用性の高い検査である心電図を理解する事は、私たち医療従事者にとってとても重要な意味を持っています。

　しかしながら実臨床において、"心電図は小難しい"という印象を抱えている医療従事者は少なくありません。多種多様な波形に加え、独特な専門用語まで兼ねそろえた心電図学は"難解かつ厄介"な存在として皆さんの前に立ちはだかります。皆さんの中には、どうにかして心電図の苦手意識を克服したいと、藁をもつかむ思いで本書を手にした方もいらっしゃる事と思います。この切なる願いに応えるべく、心電図をいかに分かりやすく解説するか、当会一丸となって悩みに悩んだ結果、ある答えに辿り着きました。それは「イメージで理解する事」です。本書は小難しいはずの心電図を"読まずにイメージで理解"できるように細部にまでさまざまな工夫を凝らしました。波形の特徴や伝導障害の理解を、親しみやすいキャラクターがお手伝いしてくれます。また、臨床ですぐに実践できるように離床や看護のポイントを全ての不整脈、虚血について個々にまとめています。さらに心電図判読法だけに収まらず不整脈、虚血に対する治療や緊急対応についても分かりやすく臨床的な視点で記されているので、まさに目からウロコの臨床情報が満載です。

　これまで多くの臨床家を悩ませてきた心電図アレルギーも、ついにピリオドを打つ時がやってきました。本書の知識を"服用"して心電図の苦手意識を克服しましょう。そして本書で学んだ心電図の知識を明日からの臨床に活かしてくれれば、当会にとってこれ以上の喜びはありません。本書が皆さんにとって最高の心電図本になることを願っています。

2022年4月吉日
大和成和病院
原田　真二

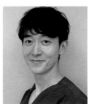

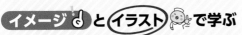 イメージ♪と イラスト で学ぶ

あなたの心にビビッ！と届く

臨床心電図 判読上達 ハートフル ガイドBook

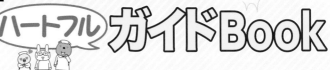

太ったQRS君に要注意!? 心室性不整脈を理解しよう

クマコーチが寝てしまう!? 房室ブロックを理解しよう

不整脈だけじゃない！心電図で分かる心筋障害

第3章　今日から君も12誘導マスター！イラストで理解する心臓の『虚血』編

ST君の低下もあなどれない！狭心症を理解しよう

ST君もビックリ！ST上昇で分かる心筋梗塞シンプル理解

第4章　治療を知れば離床と看護が変わる！ポイントを絞って学ぶ心臓の『治療』編

薬を丸ごと理解！抗不整脈薬と虚血治療薬をしっかり理解しよう

クスリだけじゃない！デバイスの治療を理解しよう

第5章　これぞプロ！「できるスタッフ」の緊急対応、教えます

執筆者一覧

編著 原田　真二……大和成和病院　　　　**監修** 曷川　元………日本離床学会

執筆者 (五十音順)

足立　拓也………兵庫医科大学病院　　　　鶴　良太…………楽読 香椎スクール

石井　顕…………横須賀市立市民病院　　　花澤　学…………成田赤十字病院

遠藤　聡…………松山リハビリテーション病院　　三嶋　麻依………牛久愛和総合病院

髙毛禮　敏行…熊本赤十字病院　　　　　松本　大輔………武蔵嵐山病院

塚田　裕也………久留米大学医療センター

豊富なイラストであなたの心にビビッと届く！
心電図の基本徹底解説

　この章では、心電図の基礎知識について学びます。まずは基本をしっかり身につけることが、心電図の理解の早道です。さあ、これから一緒に心電図の扉を開きましょう！

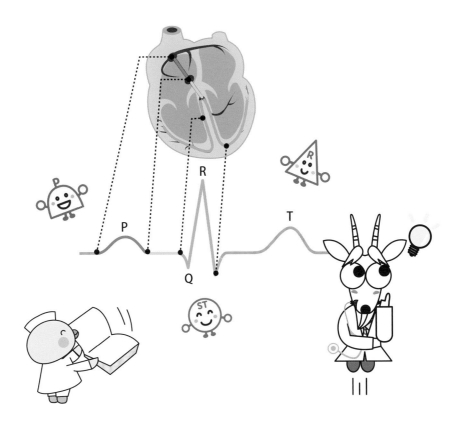

心臓の働き

解説 **心臓の働きはポンプ機能**

心臓の主な働きは、血液に流れを生み出す"ポンプ"機能です。心臓は収縮と拡張を繰り返し、このポンプ機能を発揮しています。収縮している間を収縮期、拡張している間を拡張期といいます。拡張期に血液を心臓に貯蓄し、収縮期に全身に駆出しているのです。

ここをおさえよう

収縮期

心室が収縮し、肺や全身に血液を送り出す時期です。心臓に電気が流れる事で、この収縮活動が起こります。心臓は24時間365日休むことなく動き続けており、1分間に60〜80回、1日に約10万回拍動しています。心拍出量は約5L/分で、1日では約8tもの血液を循環させています。収縮期は言わば心臓の花形とも言える大事な時期なのです。

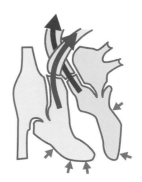

拡張期

心室が拡張し、心室に血液を蓄える時期です。"心臓"と言えば、収縮のイメージを想像しますが、この拡張活動も重要です。拡張が弱いと心室への血液の蓄えが減り、結果として心拍出量が減少してしまいます。

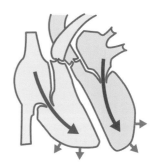

Column

心臓は拡張する臓器？

筆者は以前、先輩から「心臓は拡張する臓器なんだ」と教えてもらったことがあります。理由は、心周期で考えると、収縮期にかける時間よりも拡張に必要な時間が長いので、拡張する能力が大事だから、とか・・・・なるほど！と思った瞬間でした。

心周期

収縮期 拡張期

心房

心室

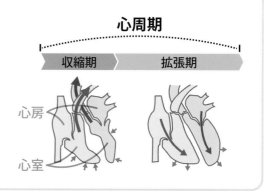

血液の流れ

 解説 **血液は一方向に流れる**

心臓の収縮と拡張によって、血液に流れが生まれ、それは逆流することなく一方向に循環しています。血液の循環には、全身を巡る「体循環」と、肺を中心とした「肺循環」の2つがあります。

ここをおさえよう

体循環と肺循環

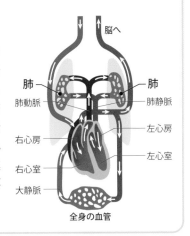

心臓には4つの部屋があり、それぞれの部屋を血液が一方向にのみ流れるように逆流防止の"弁"があります。酸素を多く含んだ新鮮な血液は、左心室から全身に送り出され右心房に戻ってきます。この長い道のりを体循環といいます。右心房に戻ってきた使用済みの血液は右心室から肺に送られ、ここでガス交換を行い、酸素を多く含んだ血液に変わり左心房に戻ってきます。この肺を中心とした短い道のりを肺循環といいます。体循環も肺循環も同時進行で行われており、体循環は30秒〜1分、肺循環は約10秒程度要します。

図ラベル：脳へ／肺／肺／肺動脈／肺静脈／右心房／左心房／右心室／左心室／大静脈／全身の血管

離床のコツ

SpO₂は30秒待ってから

▶ 実践! 離床完全マニュアル2　P.88参照

酸素投与量を下げた時、すぐにパルスオキシメーターでSpO₂を評価していませんか？体循環は約1分程度時間を要すため、"今"吸い込んだ酸素は指先に到着するのに、その半分の約30秒程度かかります。酸素投与量変更後のSpO₂は、約30秒後の値で評価しましょう。

  豆 知 識

マニキュアとパルスオキシメーター

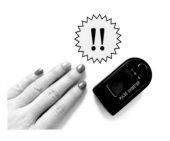

パルスオキシメーターは、赤色光と赤外光の2波長の光により、動脈血酸素飽和度を測定する機器です。指爪部にマニキュアが塗布された状況では、測定に関わる光が反射・吸収の影響を受け、正確に測定できないとされています。COVID-19でも注目されているパルスオキシメーターですが、マニキュアは落として使用しましょう。

刺激伝導系

解説 **刺激伝導系とは電気の通り道**

▶ 実践! 離床完全マニュアル 2　**P.97参照**

　心臓には、電線のようなものが張り巡らされていて、その電線の中を電気が流れています。心筋が電気刺激に反応すると、心臓が収縮する仕組みとなっています。この電線のことを刺激伝導系といいます。刺激伝導系は、右心房にある洞結節から始まり、心室のプルキンエ線維まで続いています。

ここをおさえよう

電気の流れ

　まず、右心房の上の方にある洞結節という場所で電気が作られます。ここで電気が生まれるので、例えるなら"発電所"のようなものです。ここで作られた電気は心房全体に伝わり、右心房の下の方にある房室結節に集合します。房室結節を出た後は、ヒス束といういわば"一本橋"を下り、ここから心室へと突入します。心室内では、右脚・左脚といわれる電線を伝って、急速に電気が心臓の先っぽの心尖部へと流れます。右脚・左脚は急速に電気が流れるので、"高速道路"の様なものです。そしてプルキンエ線維と呼ばれる"一般道路"を通り、心室筋にくまなく電気がゆっくりと流れていきます。

　電気が流れる場所の順序に従って心筋が収縮するので、最初に心房が収縮して、その後遅れて心室が収縮します。

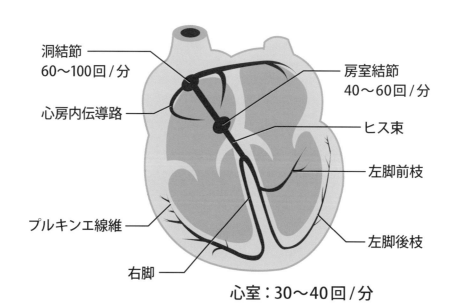

洞結節
60〜100回/分

心房内伝導路

房室結節
40〜60回/分

ヒス束

左脚前枝

プルキンエ線維

左脚後枝

右脚

心室：30〜40回/分

心電図とは？

 解説 **心電図って何だろう？**

心電図とは何でしょうか？ 心臓のポンプの動きを図にしたものでしょうか？ 実は心電図というのは、心臓の中を走る電気の流れ、つまり電気活動を図面に起こしたものです。ですから心電図を読むということは、心臓の電気回路に異常が起きていないかをチェックするということです。

ここをおさえよう

波形と電気の流れの関係

　刺激伝導系と心電図波形の対応を示します。洞結節から房室結節までの電気の流れを、P波と呼ばれる"小さい山"が表しています。

　右脚・左脚からプルキンエ線維までの電気の流れを、QRS波という"とんがり山"が表しています。心室の電気的回復過程（次の収縮に備えるための充電の時期）を、T波と呼ばれる"なだらか山"が表しています。P波とQRS波の間は、ヒス束を電気が流れている様子を表しています。このように心電図にはいくつかの"山"が出現しますが、それはきちんと心臓に電気が流れている証です。

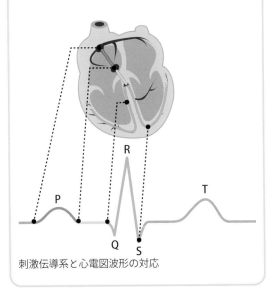

刺激伝導系と心電図波形の対応

 豆知識

意外なP波の名前の由来

　そもそもP波やQRS波・T波は、どうしてこの名前が付いたのでしょうか？

　実は「あまり意味がない！」のです。心電図を世界で初めて記録したオランダの生理学者のアイントーフェン（Willem Einthoven）が、そう決めたと言われています。ABCは数学で使われているし、O（オー）は0（ゼロ）と間違われてしまう・・・。結果、あまり意味を持たないPから始めた、という訳です。

 Column

心電図の父 ウィレム・アイントーフェン

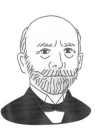

　心電図の生みの親であるアイントーフェン先生（1860-1927）は、オランダの生理学者です。アイントーフェン先生は、心臓が発する電気が医学に応用できるのではないかと研究を重ね、1903年に現在の心電図波形の記録に成功しました。現在では当たり前となった心電図も、こうした先人の努力の上に成り立っているんですね。

1章 Sec. 5 心電図の基本波形

解説 心電図の基本波形は「3つの山」

心電図にはいくつかの"山"が出現し刺激伝導系と対応しています（図1）。中でも重要な山は
P波、QRS波、そしてT波の3つです（図2）。

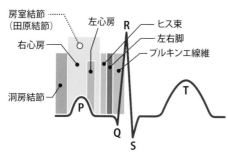

図1　心電図波形と刺激伝導系

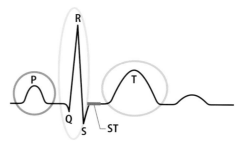

図2　基本心電図波形

ここをおさえよう

基線

心電図波形の土台となるものに基線があります。基線は連続するP波の立ち上がり部分を結んだ線の事です。波形の高さを評価する際のベースになります。

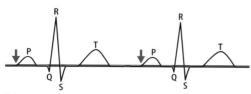

基線

目盛り

心電図には目盛があります。横軸は時間を表し標準的には1目盛1mmで0.04秒になります。縦軸は電力を表し1目盛1mmで0.1mVになります。横軸も縦軸も5目盛毎に太い線で表されています。

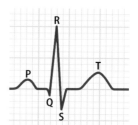

離床のコツ

簡単！心拍数の求め方

▶ **実践！離床完全マニュアル2** P.98参照

心拍数は1分間すなわち60秒間の心臓の拍動数です。記録紙の1目盛が0.04秒なので、60秒では1500目盛分となります。よって「1,500÷QRS波間の目盛りの数」を計算すれば、心拍数となります。

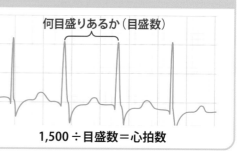

何目盛りあるか（目盛数）

1,500÷目盛数＝心拍数

いろいろな心電図波形

P波

P波は、洞結節から房室結節までの電気の流れを表し、心房の収縮を意味しています。

僕の名前はPちゃんです。ヨロシクね！

QRS波

QRS波は、脚〜プルキンエ線維までの電気の流れを表し、心室の収縮、つまり心室の"放電"を意味しています。

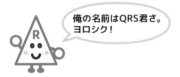

俺の名前はQRS君さ。ヨロシク！

T波

T波は、心室の電気的回復過程を表しています。言い換えると、心室の次の収縮（＝放電）に備えた"充電"時期にあたります。心室の収縮は、T波の終わりまで続きます。

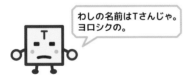

わしの名前はTさんじゃ。ヨロシクの。

ST

ST部分は、QRS波とT波の間にあり、心室の収縮期にあたります。ST部分は虚血の評価に活用します。

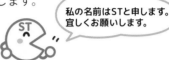

私の名前はSTと申します。宜しくお願いします。

U波

T波の後に、U波と呼ばれる小さい波がみられることもあります。U波の成因には諸説ありますが、プルキンエ線維の再分極（電気的回復過程＝心室の充電のこと）が関係していると言われています。

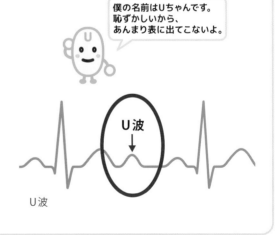

僕の名前はUちゃんです。恥ずかしいから、あんまり表に出てこないよ。

U波

  豆知識

QRS波とT波の面積同じ！?

QRS波は放電、T波は充電を反映した波形です。そもそも電気は、充電した分だけ放電できることは理解できますよね。よって正常心電図ではQRS波で囲まれた面積と、T波で囲まれた面積は同じになるといわれています。ビックリですね！

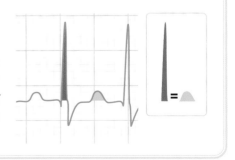

覚えておこう！3つの基準値

解説 押さえておくべき3つの基準値

正常心電図にはいくつかの基準値があります。基準値を押さえておけば、不整脈に気付くことができます。臨床では、3つの基準値を覚えておくと非常に役立ちます。それはPQ間隔、QRS幅、QT間隔の3つです。一般的には、基準値よりも延長している場合に不整脈を疑います。

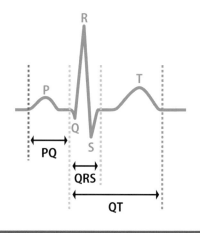

ここをおさえよう

PQ間隔

基準値：5目盛（0.12〜0.20秒）

P波の始まりからQRS波の始まりまでの距離です。洞結節からヒス束までの房室伝導時間を表し、心房収縮の時期です。

QRS幅

基準値：2目盛（0.06〜0.10秒）

QRS波の始まりから終わりまでの距離です。右脚・左脚からプルキンエ線維までの伝導時間を表し、心室収縮の時期です。

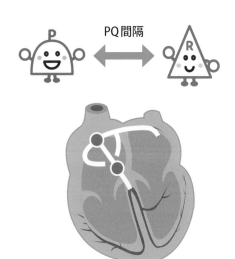

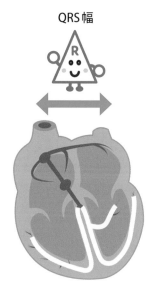

ここがポイント

QT間隔

基準値：10目盛（0.32〜0.40秒）

　QRS波の始まりからT波の終わりまでの距離です。心室の収縮（放電）から心室の電気的回復過程（充電）までの時期です。

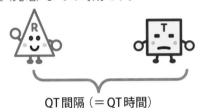

QT間隔（＝QT時間）

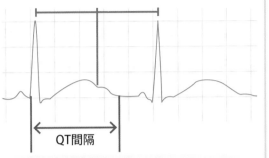

QT間隔

T波がRR間隔の中点を越えて終われば
QT延長と考える方法もあります。この
場合はQT延長と判断します。

豆 知 識

超裏技！QT間隔の読み方

　QT間隔を臨床で判断する場合の、とっておきの裏技を紹介します。T波の終わりがRR間隔（QRS波の頂上と次のQRS波の頂上を結んだ線）の中点を超えていなければ正常範囲、超えていればQT間隔延長、すなわち異常所見と判断します。（ただし、心拍数90/分以上の頻拍の時は、この裏技は使えないので注意して下さい。）

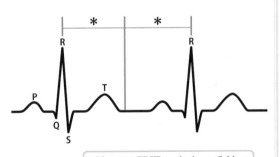

正常QT間隔

T波がRR間隔の中点の手前で
終わるので正常

離床のコツ

覚えておこう！QTc

　QT間隔が正常かどうか判断する場合、正確には心拍数の影響を考慮します。心拍数で補正した $QTc = QT/\sqrt{RR}$（秒）を用います。正常値は女性で460m秒（0.46秒）以下、男性で440m秒（0.44秒）以下とされています。480m秒（0.48秒）以上であれば明らかな異常と判断します。臨床ではQTcをわざわざ計算する事は大変なので、心電図の自動解析に表示されるQTcの値で判断しましょう。右の自動解析の結果では、QTcは0.523（秒）と記載されているので、QT延長と判断します。

HR	:	78bpm
R-R	:	0.770秒
P-R	:	0.211秒
QRS	:	0.177秒
QT	:	0.459秒
QTc	:	0.523

自動解析上のQTc

1章 Sec. 7 波形の法則

解説 心電図波形の法則とは

これまで心電図波形の基本についてお話しました が、ここでもう1つ、波形の仕組みについて解 説します。心電図波形が基線に対して上向きや下 向きに描かれる違いは何だと思いますか？実は、 心電図波形は電気の流れが誘導（記録電極）に向 かってくると上向き（陽性波）に、離れていくと下 向き（陰性波）に描かれるという法則があります。

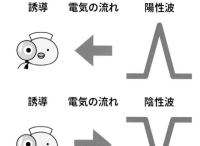

ここをおさえよう

波形の向き

　例えば誘導によって同じQRS波形でも上向きだったり、下向きだったり波形の形に違いがみられ ます。これは誘導によって心臓を眺めている方向が異なるので、波形の向きも違いが生じるという 訳です。このことを知っておくと頭の中で電気の流れをイメージできるので、病態の理解がより深 まります。

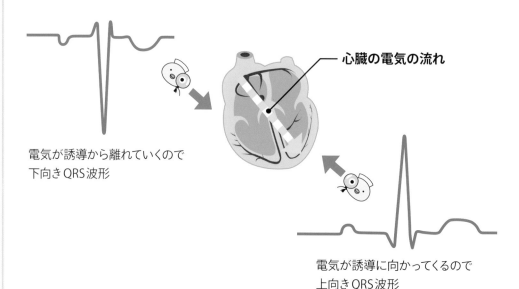

電気が誘導から離れていくので
下向きQRS波形

心臓の電気の流れ

電気が誘導に向かってくるので
上向きQRS波形

そもそも心臓はなぜ動くのか
―細胞レベルの電気現象の話―

解説 拍動の原動力は電解質

なぜ心臓は動くのか？それは、心臓内に張り巡らされた刺激伝導系と呼ばれる一種の電線を電気が流れるからです。では、そもそも電気はどのような仕組みで生まれるのでしょうか？その答えは"電解質"です。心筋細胞の周りを電解質が出入りすることで、電気エネルギーが発生するのです。

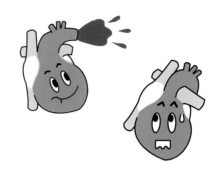

ここをおさえよう

電解質と活動電位

右図は心室筋の活動電位を示しています。まず最初に心室筋の細胞内にナトリウムイオン（Na^+）が流入し、活動電位が発生することで、心筋の興奮（QRS波）が始まります。これを「脱分極」といいます。次にカルシウムイオン（Ca^{2+}）が細胞内に流入し、心筋の収縮が持続します（ST部分）。最後にCa^{2+}の細胞内濃度が低下し、カリウムイオン（K^+）が細胞外へ流出することで心筋の再分極が始まります（T波）。最終的には、これらのイオンが元の配置に戻り最初の状態に戻ります。これを「電気的回復過程」といいます。

この一連の流れのように、いくつかの電解質が心筋細胞の内外を出入りすることで、心筋が収縮・弛緩を繰り返す事ができるのです。ちなみに心房筋も同じような活動電位を形成しています。

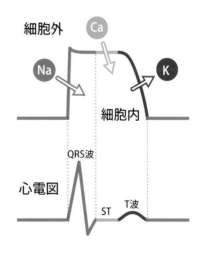

豆知識

そもそも分極とは

心筋細胞は、静止状態では細胞の内側がマイナス（−）、外側がプラス（＋）の状態です。細胞内にはK^+が多く存在し、細胞外にはNa^+と少しのCa^{2+}が存在します。このように細胞内外で陰イオンと陽イオンが偏在していることを、電気的に「分極」しているといいます。静止状態では心筋細胞内はいつも−80mVの電位となっていて、ここから脱分極へと移ります。

QRS波　命名の法則

解説　波形の主役QRS波の命名法

　色々な波形の中でもQRS波が一番大きく目立ちますよね。しかもQRS波は心室の収縮を反映していますから、波形判読の際に重要です。また、正確に表記するだけで、不整脈や虚血の種類を瞬時に伝えることもできます。命名法の基本は、最初の陽性波をR波、R波の前の陰性波をQ波、R波の後ろの陰性波をS波と表現します。

ここに注目！

QRS波形命名のポイント

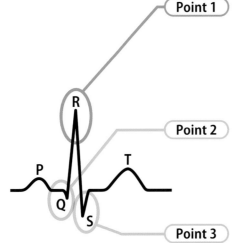

Point 1　**最初に出現する上向き波（陽性波）をR波と命名する**

　説明の都合からR波から解説します。心電図上の1つのQRS波形を見た時に、最初に現れる陽性波を「R波」と命名します。「下向きQRS波」などと呼ばれる陰性波では陽性波が存在しないので、この場合厳密にはR波はないということになります（＝QS波）。

Point 2　**R波の前に下向き波（陰性波）があれば、それをQ波と命名する**

　Point 1で解説したR波の前に陰性波があれば、それを「Q波」と命名します。もしも陰性波がなければ、Q波は存在しないことになります。

Point 3　**R波の後に陰性波があれば、それをS波と命名する**

　R波の後ろに陰性波があれば、それを「S波」と命名します。陰性波がなければ、S波は存在しないことになります。

Column
伝える気持ち

　筆者は昔、ある特徴的なQRS波形の正しい呼び方が分からず、「Vの字のQRSが出てます！」とだけ伝えました。先輩はすぐにその特徴から心筋梗塞を疑い、一緒に対応してくれました。今思えば、それは「QS波」のことでした。現場では何よりも伝える気持ちが重要なのです。

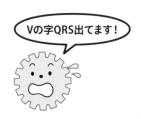

Vの字QRS出てます！

ここがポイント

"QRS" と "qrs" の違いとは？

記録紙で測ったQRS波のそれぞれの波形の高さが、基線を起点に5mm以上で高い時はアルファベットの大文字でQ・R・Sと表記します。また、5mm未満で低い場合は、小文字でq・r・sと表記します。また、それぞれの波形が複数存在するジグザグ波形の場合もあり、その場合2番目の波にダッシュ（´）3番目の波もあればダッシュダッシュ（´´）と表現します。

Lesson

問題1　このQRS波形を正しく表記してください。

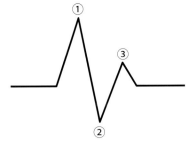

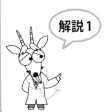

解説1　最初の上向き波は高い（正確には5mm以上の場合）ので、大文字で"R"と書きます（①）。そのR波の前に陰性波はないので、Q波はありません。R波の後ろに深い（正確には5mm以上の場合）陰性波があるので、大文字で"S"（②）、そのS波の後ろの陽性波は2回目のR波で高さが低い（正確には5mm未満の場合）ので、小文字で"r´"（アールダッシュ）となります（③）。よってまとめると「RSr´」（アールエスアールダッシュ）と表記します。

Lesson

問題2　このQRS波形を正しく表記してください。

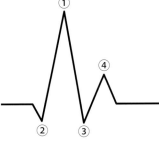

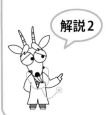

解説2　まず最初の陽性波は高い（正確には5mm以上の場合）ので、大文字のR波となります（①）。そのR波の前に浅い（正確には5mm未満）陰性波があるので、小文字でq波となります（②）。

次に最初のR波の後に浅い（正確には5mm未満）陰性波があるので小文字でs波となり（③）、その後に低い（正確には5mm未満）2番目の陽性波があるので、r´と書きます（④）。よってまとめると「qRsr´」と表記します。

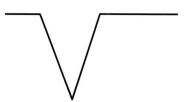

Lesson

問題3　このQRS波形を正しく表記してください。

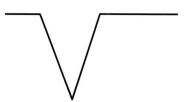

解説3　　まずR波を探します。あれ？上向き陽性波が見当たりませんね。このような場合は表記の方法に決まりがあります。R波がないのでQRS波からRを取ってみてください。これを「QS」波と表記します。これは例外的な波形になるので覚えて下さい。
　　QS波は心筋梗塞でみられる形となります。

Lesson

問題4　このQRS波形を正しく表記してください。

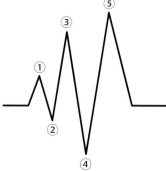

① ② ③ ④ ⑤

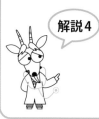
解説4　　最初の陽性波とその後の陰性波は小さいので、rs（①・②）となります。その次に高い陽性波と深い陰性波が来て、2番目の登場なのでR′S′（③・④）となります。最後の高い陽性波は3番目の登場なのでR″（⑤）となります。よってまとめるとrsR′S′R″と表記します。ここまでくると伝える方も大変ですね。

Memo

モニター心電図

解説 モニター心電図とは

"モニター心電図"とは、心電図モニターによって常時表示される心電図波形の事をいいます。心電図モニターは、病棟ナースステーションやベッドサイドに設置されています。

ここをおさえよう

モニター心電図の得意なこと

モニター心電図の得意とする事は「不整脈」の評価です。通常は「Ⅱ誘導」と呼ばれる誘導法を用います。心臓を流れる電気を1方向のみから見ていますが、大まかに不整脈を判断するのに有用です。

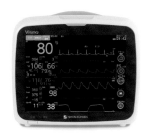

写真提供　日本光電

ここに注目！

電気の方向と波形の向き

モニター心電図はプラス（＋）とマイナス（ー）の2つの電極の間での心臓の電気の興奮の流れを見ています。

赤色の電極をー、緑色の電極を＋とし、黄色をアース（G）とした3点誘導となり、心臓の電気の流れを1方向から見ています。プラスの電極に近づく電気は上向きに、離れる電気は下向きに描かれます。

豆知識

心電図検査のいろいろ

モニター心電図では見逃されがちの発作性不整脈は、ホルター心電図（24時間記録心電図）やイベントレコーダーなどの携帯型の心電図計を用いて検査を行うことがあります。

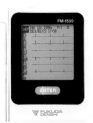

ホルター心電図
写真提供　フクダ電子

モニター心電図の装着法

 解説 装着法の基本は「II誘導」

▶ ポケットマニュアル「呼吸ケアと早期離床」　P.75参照

モニター心電図は、目的に応じていくつかの装着方法があります。臨床で最も使用される装着法は「II誘導」です。まずは、II誘導の電極装着位置を把握する事が最初の一歩です。

ここをおさえよう

標準的な誘導法「II誘導」

赤：陰極を右鎖骨下
緑：陽極を左の肋骨弓下部
黄：アースを左鎖骨下
　　（平らで安定している場所ならどこでもOK）

　この誘導は、最も一般的な装着法です。心臓を緑（陽極）の位置から赤（陰極）の位置に向けて見ていて、刺激伝導系の流れを最もうまく捉えています。見ている位置（緑→赤の方向）に刺激伝導系を流れる電気が近づいてくるので、通常はP波・QRS波・T波がすべて陽性になります。

　「心臓がきちんと動いている事＝P波とQRS波が規則的に出現し、その心拍数が適切であること」をモニターするのに適しています。

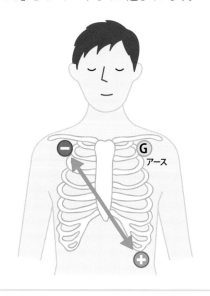

ここに注目！

これぞ離床向き!?「NASA誘導」

赤：胸骨柄　　**緑**：胸骨下端

　この誘導は、胸骨の上下に電極を装着するので、筋電図の混入が少ないとされています。動きに強い、いわば"離床向き"といえるかもしれません。

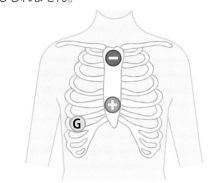

豆知識

アースの目的って何？

　黄色の電極はアースと呼ばれるもので、「接地」の意味です。ノイズなどの雑音を逃す役割があり、綺麗な波形を出すのに有効です。一般的にアースの位置はどこでも良いと言われています。是非、地（アース：地球）に足をつけてアースを装着しましょう。

ここに注目！

不整脈をみたいとき「CM2誘導」

赤：胸骨柄
緑：第4肋間胸骨左縁（V2）
この誘導は、P波が見やすく、不整脈をモニターしたいときに適しています。

心筋虚血をみたいとき「CM5誘導」

赤：胸骨柄
緑：左第5肋間と左前腋窩線の交点（V5）
この誘導は、心筋梗塞や狭心症などの心筋虚血のモニターに適しています。

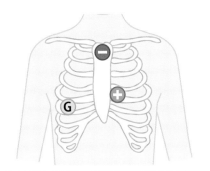

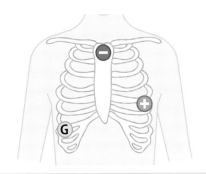

ここがポイント

きれいな波形を移すのに大事なコツ

モニター心電図をきれいに送信するために、いくつかポイントがあるので紹介します。

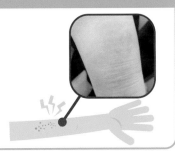

① **皮膚の汚れや皮脂を取り除く**

アルコール綿で皮膚を拭き、皮膚の汚れや皮脂を取り除きましょう。

② **1日1回は貼り変えましょう**

毎日同じ電極を貼り続けると、かゆみや汗などから電極が剥がれ、記録が乱れることがありますので、1日1回は新しいものに貼り変えましょう

③ **汗をかきやすい患者さんはしっかり拭き取ろう**

汗をかきやすい患者さんは電極が剥がれやすくなりますので、タオルでしっかり汗を拭き取ってから電極を貼りましょう。

ここに注意！

アルコール綿アレルギーに要注意

皮膚の弱い患者さんの場合、アルコール綿で拭くことで、赤くかぶれてしまう事があるので、カルテなどで事前に確認する事が重要です。アルコール綿が禁忌の場合は、ノンアルコールタイプのウェットティッシュや蒸しタオルなどで拭くようにしましょう。

アーチファクトへの対応法

解説　アーチファクトとは

アートファクトとは「人工産物」の意味で、心電図に入り込むノイズの事を言います。「何だか見にくい波形だなぁ」と感じたときはありませんか？ それはアーチファクトかもしれません。代表的なものに、呼吸性変動・ハムの混入・筋電図の混入・コネクターの接続不良があります。

ここをおさえよう

代表的なアーチファクト

① 呼吸性変動（ドリフト）

通常はまっすぐなはずの基線が、大きく波打つようにうねっています。呼吸の影響が考えられますので、肋間や横隔膜付近の電極装着を避ける、また呼吸を浅く意識してもらうなどの対応をしましょう。

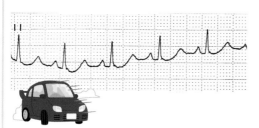

② ハムの混入

基線がゲジゲジ眉毛のように細かく揺れるものをハムといいます。交流電流障害が原因と考えられます。ベッド周りに電波を発する電子機器（携帯電話、ラジオなど）がないかどうか確認してみてください。機器を遠ざけるか、電源をOFFにしてみましょう。

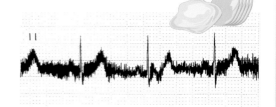

③ 筋電図の混入

ハムよりもさらに細かく基線が揺れます。筋電図が入り込むことが原因です。寒くてガタガタ震えている場合や、緊張が強い場合もあります。保温に努めたり、精神的にリラックスしてもらうように声掛けを行いましょう。

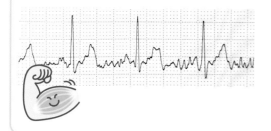

④ コネクターの接続不良

突然機械的な四角い箱のような形が現れます。これは心電図送信機などのコネクター接続不良や、電極が乾燥している事が考えられます。接続部分の確認や電極を新しいものに変えてみましょう。

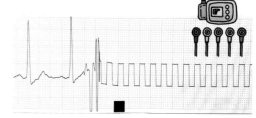

標準12誘導心電図

解説 **標準12誘導心電図とは**

標準12誘導心電図は、心筋梗塞や狭心症などの虚血を疑ったときや、運動負荷試験などで使用します。モニター心電図よりもさらに詳しく不整脈や虚血の状態を知りたい時に使用します。

ここをおさえよう

12誘導心電図の得意な事

12誘導心電図は12誘導心電計を使用します。心臓を12の方向から捉えることができるので、モニター心電図よりも詳細に心臓の様子を評価する事ができます。特に心筋梗塞や狭心症といった虚血の評価に有用です。

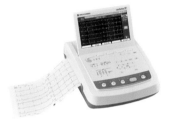

12誘導心電計　写真提供 日本光電

ここに注目！

12誘導心電図の観察場所

四肢誘導

四肢に電極を装着するので、四肢誘導と呼びます。四肢誘導は、心臓全体を正面から見ているイメージです。6つの方向から心臓を眺めています。心臓の電気の流れは右肩から左腰の方向に起こるので、四肢誘導の中でⅡ誘導が刺激伝導系を最も反映した誘導になります。

胸部誘導

胸部に電極を装着するので、胸部誘導と呼びます。胸部誘導は、心臓を輪切りにして見ているイメージです。こちらも6つの方向から心臓を眺めています。左側を中心として電極が並んでいるのは、心臓の中で中心的役割を担う左心室の電気現象を捉えるため、左側に誘導を配置させたほうが好都合なのです。

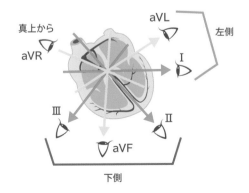

四肢誘導の観察方向

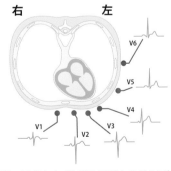

胸部誘導の観察方向（心臓を頭側から見た図）

ここがポイント

12誘導心電図とモニター心電図の違い

循環器病棟では、一般的にモニター心電図を装着し、24時間持続的に不整脈を監視します。胸部症状などの訴えがある場合は、虚血の評価として12誘導心電図を装着します。

モニター心電図と12誘導心電図の比較

	モニター心電図	12誘導心電図
電極の数	3個	10個
誘導数	1誘導	12誘導
取付時の姿勢	どの姿勢でも可能	通常は仰臥位
電極装着中の離床	可能	安静
必要な状況	心臓を連続で監視したい時	胸部症状出現時
確認できる事	不整脈・心拍数	虚血の部位診断、不整脈、左室肥大など

aVRって何の略？

aはaugmented（増幅された）の頭文字、**V**はvector（ベクトル）の頭文字で単極誘導を表します。**R**はRight、**L**はLeft、**F**はfootの頭文字です。よってaVRは「増幅された単極誘導を右手（右肩）から見ている」という意味です。

 あるある失敗談

ノイズがとれない意外な理由

　筆者が12誘導心電図を測定していた際に、どうしても波形のノイズがとれない事がありました。患者さんをよく観察すると、ブルブルと細かく震えていました。

　「寒いですか？」と尋ねると「いいえ、緊張しています」と返答があり、よく聞くと、心電図検査は強い電気が体に流れるのではないかと不安だったとの事でした。私たち医療従事者には当たり前の検査でも、患者さんには初めて聞く検査かもしれません。事前の丁寧な説明が必要だと感じた出来事でした。

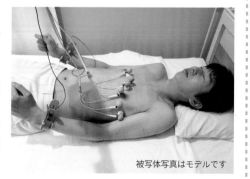

被写体写真はモデルです

12誘導心電図の装着法

(解説) 12誘導心電図の装着法とは

　12誘導心電図は、モニター心電図よりも多くの電極を貼り付ける必要があり、苦手意識を持ってしまう事も少なくありません。ただし、モニター心電図のようにいくつも装着パターンがある訳ではなく、基本的に1つの方法を知っていれば大丈夫です。四肢と胸部に全部で12個の電極を装着していきます。

ここをおさえよう

四肢誘導の電極装着位置

12誘導心電図は通常仰臥位で測定します。四肢誘導は右手首に赤色、左手首に黄色、左足首に緑色、右足首に黒色のクリップを挟みます。

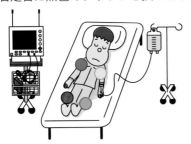

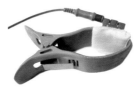

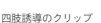

四肢誘導のクリップ

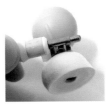

胸部誘導の吸盤

胸部誘導の電極装着位置

胸部誘導は6つの吸盤を胸部に装着します。
装着位置は、
赤（V1）：第4肋間胸骨右縁
黄（V2）：第4肋間胸骨左縁
緑（V3）：V2とV4の中間
茶（V4）：左第5肋間と左鎖骨中線の交点
黒（V5）：左前腋窩線V4の高さ
紫（V6）：左中腋窩線V4の高さ
となります。
筆者はV1から順番に「あきみちゃん国試」（**あか・き・みどり・ちゃ・黒（こく）・紫（し）**）と語呂合わせで覚えて装着しています[1]。

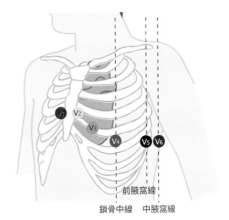

前腋窩線
鎖骨中線　中腋窩線

12誘導心電図を読むときの目の動かし方

解説 12誘導心電図の読み方とは

12誘導心電図は、たくさん波形が並んでいるので、一体どの波形を見れば良いのか分からなくなってしまいます。効率よく12誘導を読むためには、目の動かし方が大切です。最初にⅡ誘導を左から右へ読み、次にQRS幅を見て、最後に全誘導のST部分に注目して、目を縦に動かしながら見ていくのがおススメです。

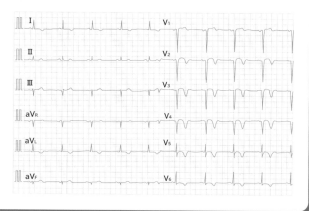

ここをおさえよう

ステップ1

まずはⅡ誘導に着目します。Ⅱ誘導の心電図波形を左から右へと目を動かしながら読んでいきます。読むポイントは①P波があるかどうか、②RR間隔（R波と次のR波の間隔）が一定かどうか、に注目しましょう。P波が不明瞭であったりRR間隔が不規則な場合は、不整脈が潜んでいます。

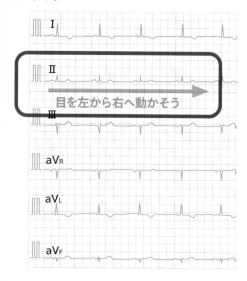

目を左から右へ動かそう

ステップ2

次にQRS幅を見ます。QRS幅が基準値の2目盛（0.06〜0.10秒）Q P28参照よりも広い場合は心室の伝導障害を表し、心室性の不整脈を疑います。また、QRS幅とLVEF（左室駆出率）には逆相関があり、QRS幅が広い場合は心臓のポンプ力が低下している事があります[2]。

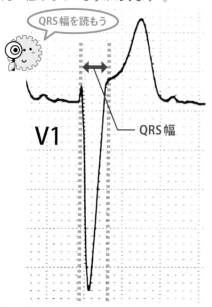

QRS幅を読もう

V1

QRS幅

ここがポイント

ステップ3

　最後に目を縦に動かしながら、全誘導の ST変化に注目します。ST変化とは、通常は 基線に一致するST部分が基線に対し上昇し ているのか低下しているのかを読みます。基 本的にSTが上昇していれば"心筋梗塞"を、 低下していれば"狭心症"を疑います。

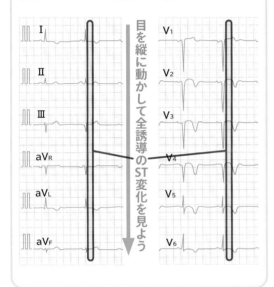

目を縦に動かして全誘導のST変化を見よう

離床のコツ

QRS幅をパッと評価する術

　筆者は、QRS幅が広いかどうかを一瞬で見 極める裏技として、"ボールペン"を使って います。ボールペンの芯の幅は何とQRS幅 の基準値の2mm（心電図上の2目盛と一致） と同じなのです。よってQRS幅がボールペ ンの芯の幅よりも広い場合は「もしかしたら 心臓のポンプ力が弱いのかな」と考察してい ます。ボールペンで心臓ポンプ力を推察でき るって面白いですよね。

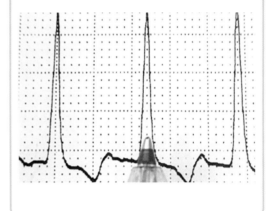

Column

心電図を数秒で読むアルバイト

医師には、企業の健診などで記録された心電図を判読するアルバイトがあるそうです。数時間で数 百枚の心電図を読むという大変な仕事です。1枚の心電図にじっくり時間をかけられないので、自 分なりの目の動かし方を決めて、効率良く読む技が必要なのです。

割れるQRS波

rsR'波のようにギザギザQRS波形はどうして生まれるのでしょうか。実は左室と右室の収縮のタイ ミングにズレが生じると、ギザギザQRS、つまり「割れたQRS波形」になります。

電気軸

解説 **電気軸とは**

　心電図が得意な先輩が「この患者さん左軸（さじく）偏位だから左室肥大があるかもね」なんて言っているのを聞いたことはありませんか？「何だか難しそう」と思ってしまいますが、意外と考え方はシンプルなので解説します。心臓では色々な向きに電気が流れているのですが、それを大きく1つの向きに表した、いわば電気の向きの代表が、電気軸と言われるものです。通常電気軸は、心室全体をみれば左下の方向へ向かっています。

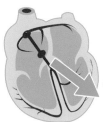

電気軸

ここをおさえよう

偏位とは

　心電図では、電気軸が真左から真下までを正常範囲としているので、この正常範囲から左上にずれてしまうものを左軸偏位（さじくへんい）、右下にずれているものを右軸偏位（うじくへんい）と言います。

左軸偏位

真左

正常範囲

右軸偏位 　真下

軸偏位

軸変位の求め方：
自動解析を利用する方法

　自動解析を利用する方法が最もシンプルでおススメです。12誘導心電図を記録すると自動解析の結果がついてきます。その結果の中に「軸」や「QRS軸」といった項目があります。それが電気軸になります。下図だと15°です。

```
HR     :  78bpm
R-R    :0.770秒
P-R    :0.211秒
QRS    :0.177秒
QT     :0.459秒
QTc    :0.523
F-QTc  :0.500
軸     :  15°
RV6    :1.24mV
SV1    :2.86mV
R+S    :4.10mV
```

ここがポイント

軸偏位の求め方：自分で電気軸を求める方法

　自分で計算して求める方法もありますので紹介します。電気軸を求めるには、右図のx軸とy軸を求めます。x軸はⅠ誘導の、y軸はaVF誘導のQRS波形のうち、陽性成分の波高から陰性成分の波高を引いた値になります。x軸とy軸の値が決まったら、それぞれの交点と原点を結んだ線が電気軸になります。

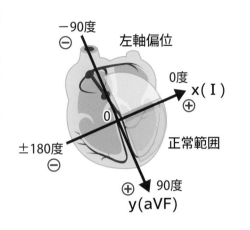

　x軸＝Ⅰ誘導の

　y軸＝aVF誘導の

　R波の高さ－Q波の深さ－S波の深さ

　（＝陽性成分の波高から陰性成分の波高を引く）

ここに注目！

正常軸と軸偏位

　心電図の電気軸は真左を0度、真下が90度となり、その範囲を正常軸、または軸偏位なしと表現します。0度から真上の-90度の範囲を左軸偏位と言います。そして、90度から真右の±180度の範囲を右軸偏位と呼んでいます。前項の自動解析では電気軸は15度でしたので、正常軸範囲内に入ります。

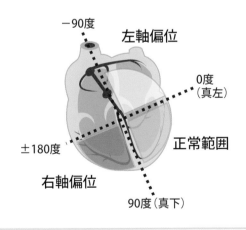

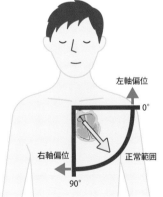

問題 この波形の電気軸を考えてみましょう。

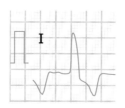
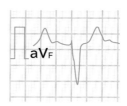

	Q波の深さ	R波の高さ	S波の深さ
I 誘導	0	13	3
aVF 誘導	0	1	12

解説

X軸：13-0-3 ＝ 10
Y軸：1-0-12 ＝ -11　となります。
X軸（+10）とY軸（-11）の交点は0度〜-90度の範囲内に入るので、この心電図は左軸偏位ということなります。ちなみにこの心電図は完全左脚ブロックでした。

ここに注目！

軸偏位が意味する病態とは？

　さて、これまで軸偏位の求め方について解説しましたが、そもそも軸偏位が意味するものは何でしょうか？実は軸偏位にはさまざまな心臓疾患が潜んでいる場合があります。代表的な病態を、下記にまとめました。これまで学んできた電気軸の求め方によって軸偏位が疑われた場合は、このような病態が隠れていることもあるということを知っておいてください。

左軸偏位	右軸偏位
完全左脚ブロック 🔍 P93参照	完全右脚ブロック 🔍 P91参照
左室肥大 🔍 P117参照	右室肥大
下壁梗塞 🔍 P144参照	肺動脈血栓塞栓症
大動脈弁狭窄症	慢性閉塞性肺疾患（COPD）
肥満　　　　　　　　　　　　　　　など	心房・心室中隔欠損　　　　　　　　　など

ここに注意！

軸偏位は必ずしも病気ではない

太っている人は心臓が脂肪で持ち上げられて横に寝たような配置になるので左軸偏位に、痩せている人は心臓が立つので右軸偏位になりやすいといわれています。必ずしも軸偏位＝心臓病ではありません。

演習問題

これまで学習してきた心電図の基礎に関する問題を解いてみましょう。

問題 1

この誘導法は何か、1つ選んでください。

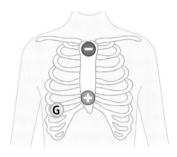

選択肢 ①Ⅱ誘導　②CM2　③CM5　④NASA　⑤Ⅰ誘導

問題 2

このようなノイズが見られた場合、対応として正しいものはどれか、2つ選んでください。

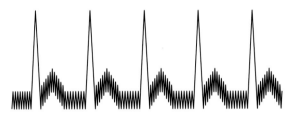

選択肢 ①深呼吸させる　②電源の接続を確認する　③電波を発する機器がないか確認する
④力を抜いてリラックスしてもらう　⑤手足を動かしてもらう

問題 3

心電図波形と心臓の動きの関係について誤っているものはどれか、2つ選んでください。

選択肢 ①P波—心房の収縮　②QRS波—心室の収縮　③T波—心室の弛緩
④QT—心房の弛緩　⑤ST—心室の収縮

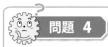 **問題 4**

✎ 胸部誘導の装着位置について誤っているものはどれか、**2つ選んでください。**

選択肢 ① V1：第4肋間胸骨右縁　② V3：V2とV4の間
③ V4：左第4肋間と左鎖骨中線の交点　④ V5：左前腋窩線でV4の高さ
⑤ V6：左中腋窩線でV5の高さ

解答 1 ④ **NASA** 🔍 P22参照

解 説 陰極を胸骨柄、陽極を胸骨下端に置いているので、NASA誘導になります。
体動による基線の動揺や筋電図の混入が少なく、不整脈の分析に適しています。

解答 2 ③ **電波を発する機器がないか確認する** 🔍 P24参照
④ **力を抜いてリラックスしてもらう**

解 説 このノイズは「ハム」または「筋電図の混入」が考えられます。
ハムは、患者さんの周りに電波を発する電子機器があると生じる事がありますので、確認し、あれば遠ざけて下さい。また筋電図の混入の場合は、肩に力が入っている場合などに生じるので、患者さんの緊張を和らげるように声掛けが重要です。

解答 3 ③ **T波―心室の弛緩，** ④ **QT―心房の弛緩** 🔍 P13参照

解 説 T波は心室の弛緩と思われがちですが、QT時間が心室の収縮時期となるため、Q波の始まりからT波の終わりまでが心室の収縮時期となります。

解答 4 ③ **V4：左第4肋間と左鎖骨中線の交点** 🔍 P27参照
⑤ **左前腋窩線でV4の高さ**

解 説 V4は左第5肋間と左鎖骨中線の交点で、V6は左中腋窩線でV4の高さです。

読まずに学ぶ新常識！
かわいいキャラと野球マンガで不整脈をイメージしよう

心電図の花形！それは何といっても不整脈ですよね。この章では、皆さんが臨床で良く遭遇する不整脈について、思わず「クスッ」とほほ笑みたくなる愉快なキャラクターたちと一緒に、楽しく学んでいきます。

さぁ、あなたの不整脈アレルギーを克服する旅に出かけましょう。

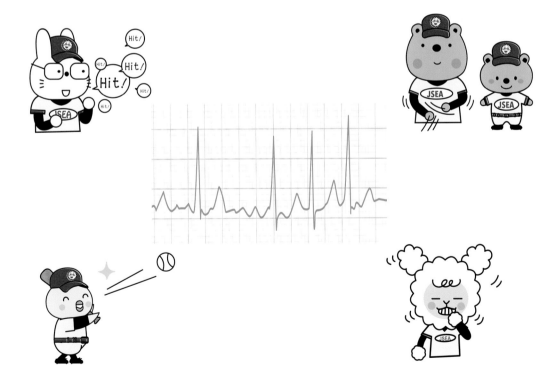

不整脈

 解説 不整脈とは

　不整脈とは、正常洞調律以外の調律と定義されています。分かりやすく説明すると、心拍のリズムまたはペースが乱れた状態のことです。臨床的には、心電図上で不規則な心拍リズムの状態であり、または、規則的な心拍リズムであっても、心拍ペースが徐脈や頻脈である状態を指します。不整脈が起こる原因は、心臓自体に原因がある場合と、心臓以外に原因がある場合に分けられます。

ここがポイント

心臓自体に原因がある場合

　心臓に原因がある場合は、虚血性心疾患（心筋梗塞・狭心症）、弁膜症、心筋症、先天性心疾患などにより、心筋の虚血やリモデリング（心筋伸展などの構造的変化）が、不整脈発生の要因に挙げられます。心臓以外に原因がある場合は、交感神経刺激・副交感神経刺激などが挙げられます。

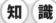 **豆 知 識**

迷走神経反射って何？

　迷走神経反射とは、息こらえや疼痛、緊張や不安によるストレスなど、様々な原因によって副交感神経が優位となり、心拍数減少（徐脈）・血圧低下・嘔気・冷汗などが生じる現象です。臨床現場では、術後の不十分な疼痛コントロールによる症例、数日ぶりの排便行為で力んでしまった場合の症例に発生することが多くみられます。心臓の下壁領域には、迷走神経が豊富に分布しており、右冠動脈の心筋梗塞によって反射が誘発されることがあり、これをベツォルド・ヤーリッシュ反射（Bezold-Jarisch反射）といいます。

これも注目！

心臓以外に原因がある場合

①交感神経が優位なとき

　交感神経は、興奮や緊張をした際に活性化される自律神経です。ストレス・不眠・運動・発熱・脱水・β刺激薬や強心薬の使用時などには、交感神経が優位になります。

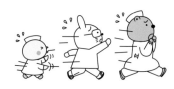

②副交感神経が優位なとき

　副交感神経（迷走神経）は、リラックスしている時に活性化される自律神経です。就寝中・食後・迷走神経反射時・β遮断薬などの使用の場合には、副交感神経が優位になります。

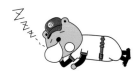

③ホルモン異常があるとき

　自律神経以外には、加齢・電解質の異常・甲状腺機能亢進症（バセドウ病）などによるホルモン異常の場合に、不整脈を起こしやすい傾向があります。

不整脈の発生機序

解説 **不整脈の発生機序とは**

不整脈の発生機序は、刺激（電気的興奮）形成異常と刺激伝導異常の2つに分けられます。

刺激「形成」異常の不整脈		刺激「伝導」異常の不整脈
・洞性徐脈	・房室接合部性調律	・徐脈性心房細動
・心房性期外収縮	・心室性期外収縮	・洞不全症候群
・心房細動	・心室頻拍	・洞房ブロック
・心房頻拍	・心室細動	・房室ブロック
・発作性上室性頻拍		・脚ブロック

刺激形成異常

刺激形成異常とは、刺激伝導路や心筋の自動能が亢進したり、反対に低下する不整脈のことです。刺激の発信源となる洞結節で刺激形成異常が起きるもの（洞性頻脈・洞性徐脈など）と、洞結節以外の部位で異常な刺激形成が起きるもの（期外収縮・発作性頻拍、・房粗動・心房細動・心室細動など）があります。

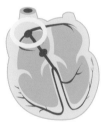

期外収縮

正常な指示
が出せない

違う指示を
出す人がいる

洞結節の刺激形成異常　　　　　　　　　　洞結節以外の刺激形成異常

刺激伝導異常

刺激伝導異常とは、刺激伝導の遮断や心筋組織内の異常な電気回路（リエントリー回路）、副伝導路による不整脈のことです。

正常な刺激伝導路のいずれかで、刺激伝導の遮断（ブロック）が起きるもの（房室ブロック・脚ブロック）と、正常な刺激伝導路以外の異常な刺激伝導路が存在するもの（WPW症候群など）があります。

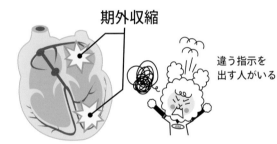
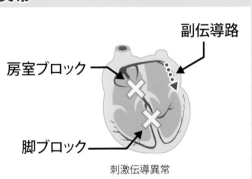

副伝導路

房室ブロック

脚ブロック

刺激伝導異常

不整脈の分類

解説 不整脈を大きく分類すると

不整脈は心拍リズムにより、徐脈性不整脈、頻脈性不整脈の2つに分けられます。頻脈性不整脈は、発生源によって上室性と心室性に分けられます。

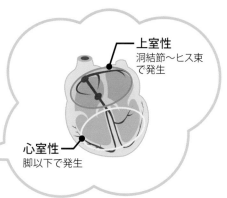

上室性
洞結節～ヒス束
で発生

心室性
脚以下で発生

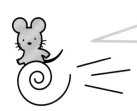

脈がゆっくり徐脈性　　　脈が速い頻脈性

徐脈性不整脈

徐脈性不整脈とは、心拍数60回/分以下の不整脈を指します。洞結節での刺激形成異常や、心房－心室間や、房室結節-ヒス束間での刺激伝導異常が原因になります。代表的な不整脈としては、洞不全症候群と房室ブロックが挙げられます。

離床のコツ

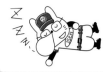

徐脈性不整脈おける離床のポイント

▶ 実践！離床完全マニュアル 2　**P.43参照**

　離床中は、運動負荷に伴う心拍数上昇の生理的反応、つまり心拍応答反応（レートレスポンス）の有無や程度を評価しましょう。

　心拍応答反応がある場合は、目標心拍数を設定し、運動療法を行います。簡便法として、安静時心拍数+30拍/分や、自覚的運動強度（Borg指数12〜13）などを活用した設定方法があります[1]。

　心拍応答反応がない場合には、ペースメーカ植込み治療が検討される大事な情報になりますので、主治医や他職種と情報共有を行いましょう。携帯型モニタリング機器などがあると心拍数の評価に便利です。

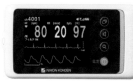

携帯型モニタリング機器
写真提供　日本光電

頻脈性不整脈：上室性

　頻脈性不整脈とは、心拍数100回/分以上の不整脈を指します。上室とは、洞結節からヒス束までの範囲を示します。この領域における代表的な頻脈性不整脈としては、洞性頻脈・心房性期外収縮・心房頻拍・心房細動・心房粗動・発作性上室性頻拍が挙げられます。

頻脈性不整脈：心室性

心室における代表的な頻脈性不整脈としては、心室性期外収縮・心室頻拍・心室細動が挙げられます。心室性不整脈の一部は、心拍出量が大きく減少する、または心拍出量がほぼゼロの状態に陥る危険性があります。

離床のコツ

頻脈性不整脈おける離床のポイント

▶ 実践! 離床完全マニュアル 2　P.43参照

　頻脈性不整脈で注意すべきは、自覚症状の有無と血圧です。頻脈では、動悸や胸部症状を訴える場合があります。そのような場合は離床前に抗不整脈薬などを検討し、まずは症状に対処する事で患者さんの信頼感を得ることにもつながります。

　また、頻脈では血行動態の破綻から、血圧低下を招くこともあります。このような場合も、頻脈への対応を優先し、血圧が安定した後に離床介入を心掛けるとよいでしょう。

頻脈性不整脈のメカニズム

　頻脈性不整脈が発生するメカニズムには、異常自動能（異所性自動能、撃発活動）とリエントリーの２つが存在します。

　異常自動能とは、洞結節以外の部位から洞結節を上回るリズムで異常刺激が形成されることをさします。

　リエントリー回路とは、発生した電気的刺激が別の興奮伝導回路を通って元の場所に戻って来ては、その度に興奮させる現象をさします。旋回するようにグルグルと回り続けて伝導するイメージです。頻脈性不整脈の多くはリエントリーが原因といわれています。

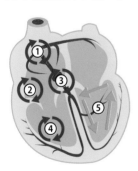

①洞結節リエントリー性頻拍　🔍 P 58参照

②心房粗動　🔍 P 48参照

③房室結節リエントリー性頻拍　🔍 P 54参照

④心室頻拍　🔍 P 78参照

⑤房室リエントリー性頻拍　🔍 P 56参照

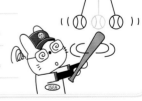

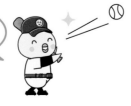

ここまでは不整脈の基礎、ここからは各不整脈をマンガでわかりやすく解説していきます！

洞頻脈 (Sinus tachycardia)

緊急度
低
心拍数120以上
は要注意

波形の特徴▶　①RR間隔は一定だが、狭い　②P波、QRS波、T波の形は正常

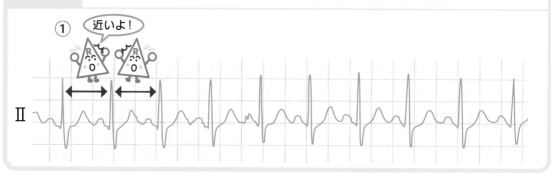

近いよ！

何が起こっているの？

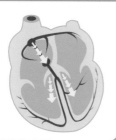

洞結節からの興奮（洞調律）が、100〜180回/分程度の高頻度で発生する洞性頻脈です。

離床時の ここがポイント

洞頻脈であっても、血行動態が不安定になり、気分不快や起立性低血圧の症状を訴える場合もありますので注意が必要です。

また、この背景には脱水・電解質異常・貧血・心不全・低酸素血症・低血糖・発熱などが存在することがありますので、これらを確認し、状態によって離床を一旦見合わせる必要があります。

イメージで例えると

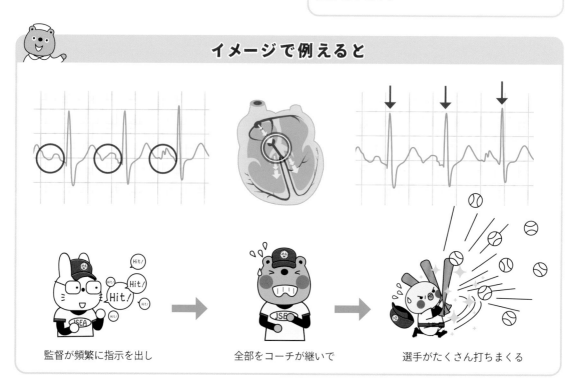

監督が頻繁に指示を出し　　全部をコーチが継いで　　選手がたくさん打ちまくる

⇆ 洞頻脈と病態の関係

洞頻脈には、生理学的な原因（運動・ストレス・痛み・不安など）や病的な原因（心臓性・非心臓性）があります[2]。

病的な原因による持続性洞頻脈を見落としてしまうと、重篤な合併症を引き起こすため注意が必要です。

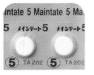

? 治療はどうする？

洞頻脈の根本的な原因を特定して、治療する必要があります。

頻脈によって心機能を悪化させる可能性がある場合、β遮断薬（ビソプロロールフマル酸塩:メインテート®など）が使用されます

写真提供 田辺三菱製薬

♥ 看護ケアのポイント

安静時に洞頻脈が生じていた場合は、血圧・SpO_2・体温・意識レベルといったバイタルサインや自覚症状の有無を確認しましょう。運動などによる生理的な心拍数の上昇なのか、あるいは疾患に関連する異常な心拍数の上昇なのかを見極めることが大切です。

📞 電話報告のコツ

「ヤギ先生、離床太郎さんが5分前より安静時でも洞頻脈がみられています。心拍数は130、血圧は145/82、SpO_2 94%で息苦しさを訴えています」

離床のコツ

急に？徐々に？

洞頻脈は、他の上室性頻拍との鑑別が必要です。洞頻脈は心拍数が徐々に上昇するのに対し、急に（突然に）上昇するのが上室性頻拍の特徴です。モニター心電図の記録を確認したり、患者さんの動悸などの自覚症状について、突然始まったのか、そうでないのかなどを確認しましょう。

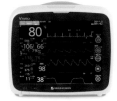
写真提供 日本光電

Q&A あなたの素朴な疑問に答えます

Q 離床時や運動時の洞頻脈は危険なのでしょうか？

A 運動時は心拍出量が増加するため、心拍数が上昇するのは生理的な反応のため問題ではありません。運動しているにもかかわらず、適度な心拍上昇がみられない方が危険な状態で、これを「心拍応答不全」といいます。臨床では、陰性変時作用（心拍数抑制作用）のあるβ遮断薬や、Ca拮抗薬を内服中の患者さんにみられることがあります。離床中の心拍反応を評価し、心拍応答不全を疑う場合は主治医に相談して下さい。

2章 Sec. 5 洞徐脈 (Sinus bradycardia)

緊急度 低

まずは様子観察

波形の特徴▶ ①RR間隔は一定だが、広い　②P波、QRS波、T波の形は正常

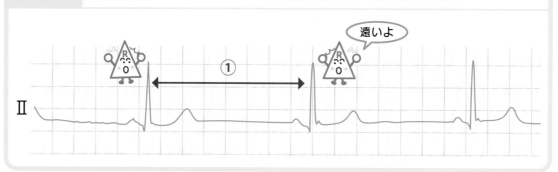

遠いよ

①

Ⅱ

何が起こっているの？

洞結節からの興奮発生が、60回/分以下に減少することで起こる徐脈性不整脈です。

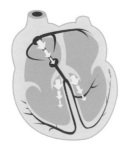

離床時の ここがポイント

　洞徐脈の場合は、通常は離床の阻害要因となりませんが、高齢者や心不全患者さんでは、血行動態が不安定になり、気分不快や起立性低血圧を起こす場合もありますので注意が必要です。これらの症状を確認し、状態によって、離床を一旦見合わせる必要があります。

　一時ペーシング中（一時的ペースメーカ使用中）の患者さんの場合は、主治医と相談しながら、事故抜去が起こらないように、注意深く離床を進める必要があります。その際は、ペーシングリードの確実な固定と、挿入部の観察が重要です。

イメージで例えると

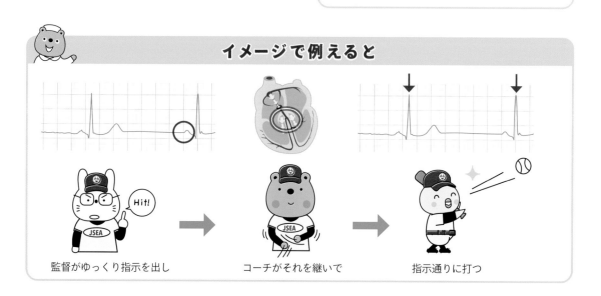

監督がゆっくり指示を出し → コーチがそれを継いで → 指示通りに打つ

　ウサギ監督とクマコーチが大暴れ！心房で起きる不整脈とは

⇆ 洞頻脈と病態の関係

無症候性の洞徐脈は、心血管疾患の発症や死亡リスクは増加しないといわれています[3]。一方で、症状のある洞徐脈は、心房細動の発生や心不全のリスクがあるといわれています[4]。

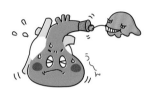

❤ 看護ケアのポイント

離床時に洞徐脈が生じていた場合は、血圧・SpO_2・体温・意識レベルといったバイタルサインや自覚症状の有無を確認しましょう。65歳以上の患者さんでは、洞房結節の老化により、睡眠時に洞徐脈になる傾向がありますので、慌てず状態を確認しましょう。

？ 治療はどうする？

通常、単に心拍数が少ないだけなら治療の適応とはなりません。徐脈により、めまいや眼前暗雲感・意識消失などの症状（アダムス・ストークス症候群）がある場合は、ペースメーカの植込みが考慮されることもあります。

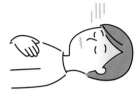

📞 電話報告のコツ

「ヤギ先生、離床太郎さんが5分前より離床時に洞徐脈がみられています。心拍数は48、血圧は84/55、SpO_2 95%で、めまいを訴えています。」

Column
スポーツ心臓って知っていますか？

運動習慣のある人は、心臓がきたえられた結果、1回の心臓の収縮で全身に送り出せる血液量（一回拍出量）が多くなることがあります。そのため、循環血液量を数で稼ぐ必要がない安静時は、徐脈傾向になることがあります。こうした徐脈は治療の必要がなく、「スポーツ心臓」などと呼ばれています。アマチュアランナーの63%に洞徐脈が認められたとの報告もあります[5]。

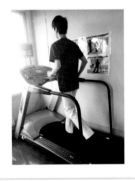

Q&A　あなたの素朴な疑問に答えます

Q アダムス・ストークス症候群とはなんですか？

A 徐脈性不整脈や心拍出量低下など、心臓に原因があって、脳の血流が減ったことで生じるめまいや意識消失発作を、アダムス・ストークス症候群と呼びます。けいれん発作を伴う場合や、呼吸停止といった重篤な状態に陥ることもあるため、速やかな対応と原因疾患の治療が必要となります。

心房性期外収縮
（PAC: Premature atrial contraction）

波形の特徴▶ ①RR間隔が突然短縮 ②形の異なるP´波がある ③QRS波の形は正常

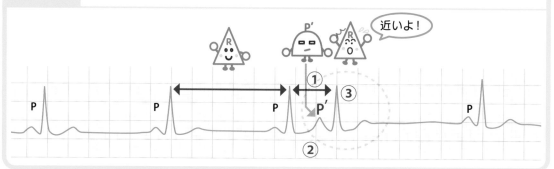

何が起こっているの？

洞結節とは別の心房内のどこかで、本来の P波出現のタイミングよりも早期に興奮が発生します。「早とちり脈」とも呼ばれる不整脈です。

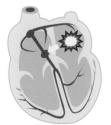

離床時の ここがポイント

心房性期外収縮単独では、離床の阻害要因とはなりません。ただし、頻発している場合は、心房細動に移行する可能性があるため、注意が必要となります。

一時的に、心房細動となっていた場合は、血栓リスクもあるため、一旦離床を見合わせ、抗凝固療法の必要性などを医師と相談します。心房細動発症後、48時間以上経過すると、心房内に血栓が形成されるリスクが高まるといわれています。

イメージで例えると

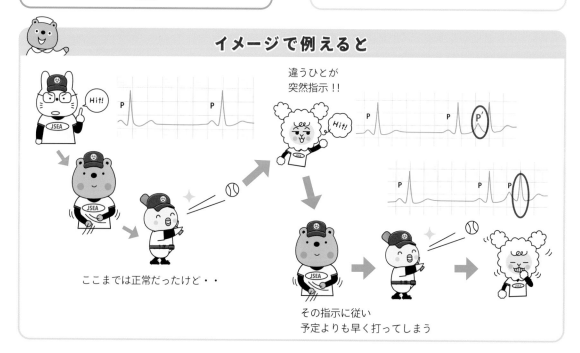

⇆ 心房性期外収縮と病態の関係

心房性期外収縮は、単独で無症状の場合は特に問題にはなりません。一方で、頻発している場合や心疾患の既往・電解質異常・脱水などがある患者さんでは、心房細動に移行する可能性があるため注意が必要です[6]。また、頻繁な心房性期外収縮は、脳卒中のリスクと関連するといった報告もあります[7]。

? 治療はどうする？

軽症

基礎疾患がなく、発生頻度が低く、無症状の場合は治療対象となりません。

重症

心疾患があり、高頻度に出現すれば治療を考慮します。β遮断薬や抗不整脈薬（Naチャネル遮断薬など）を使用します。

♥ 看護ケアのポイント

単発での心房性期外収縮では、患者さんに動悸や息切れなどの自覚症状がないか確認しましょう。

連続して起こったり、出現回数が明らかに増えたりしている場合は、バイタルサインや自覚症状の有無を確認し、主治医に報告しましょう。自覚症状が強い場合は、薬剤投与が開始されることもあります。

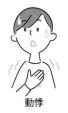
動悸

📞 電話報告のコツ

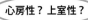

「ヤギ先生、離床太郎さんが先ほどから心房性期外収縮が頻繁にみられています。心拍数は110、血圧は120/70で、動悸を訴えています。」

Q&A あなたの素朴な疑問に答えます

Q 離床や運動中に心房性期外収縮が頻発したらどうすればよいですか？

A 心房性期外収縮は、心筋虚血時にも出現することもあります。そのため、離床や運動などの負荷をかけた際に頻発する時は、心筋虚血を生じている可能性があり、心不全や新たな不整脈を引き起こすことがあります。このような場合は、一度立ち止まり、バイタルサインや自覚症状に加え、心拡大や尿量低下などの心不全徴候がないかを確認しつつ、負荷量を検討します。

Column

心房性？上室性？

心房性期外収縮と上室性期外収縮の違いをご存知でしょうか？実は両者は同じ意味で用いられることが多いのですが、厳密には区別する必要があります。心房性は心房由来の不整脈に使用し、上室性は房室接合部由来の不整脈と心房性由来の両方の総称です。ただし、両者の判別は難しいことが多く、臨床的にはほとんど心房性期外収縮＝上室性期外収縮として表現されることが多くなっています[8]。

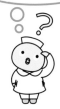
心房性？上室性？

心房細動
（AF: Atrial fiblilation）

緊急度
中
新規発症の場合は要注意

波形の特徴▶ ①RR間隔がバラバラ ②基線が細かく震えてみえる細動波

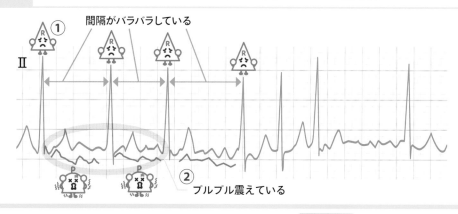

間隔がバラバラしている

Ⅱ

②ブルブル震えている

何が起こっているの？

心房内で、無秩序な興奮発生が350回/分以上の頻度で発生し、心房がブルブル痙攣してしまう不整脈です。心房全体で協調して収縮できなくなります。

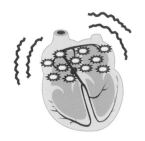

離床時の ここがポイント

通常、心房細動があるだけでは離床の阻害要因になりません。ただし、血行動態が不安定となり、気分不快や起立性低血圧などが起こる場合もありますので注意が必要です。

新規発症の心房細動や、発作的に発生した心房細動（発作性心房細動）では、頻脈になることがほとんどで、血行動態が不安定となることが多いため、離床は見合わせ、不整脈の治療を優先させます。また、塞栓症のリスクもあるため、抗凝固療法の必要性などを医師と相談します。

イメージで例えると

心房で無秩序な興奮ということは

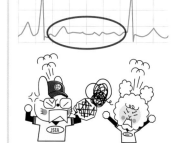

監督やヒツジ選手（異所性興奮）が無秩序に指示を出し

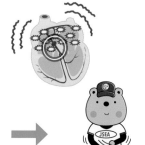

たまたまコーチが継いだ指示を

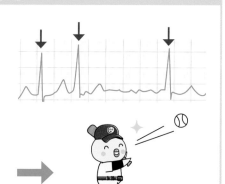

不規則に打つ

⇆ 心房細動と病態の関係

心房細動によって、心不全の増悪をきたすことがあります。心房の有効な収縮がないことで、心拍出量が約20%低下するといわれており、特に心機能の悪い患者さんでは注意が必要です。また、手術中やその後のいわゆる周術期には、手術関連の身体的影響で、心臓外科術では約16～30%程度、腹部などの一般外科術では約11%程度で、心房細動を発症するといわれています[9]。

? 治療はどうする？

① 塞栓予防：抗凝固療法（ワルファリン・ダビガトランなど）
② 心拍数調整：β遮断薬・ジギタリス
③ 抗不整脈薬：同調律の回復、維持を狙うとき
④ 電気的除細動（カルディオバージョン）やアブレーション

♥ 看護ケアのポイント

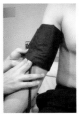

新規発症の心房細動では、新たに薬物療法が開始されることがありますので、すぐに主治医に報告しましょう。また、心房細動の発症に伴い、血圧低下をきたすこともありますので、すぐにベッドサイドに向かい、バイタル確認を行いましょう。

📞 電話報告のコツ

「ヤギ先生、離床太郎さんが先ほどから心房細動となっており、心拍数は170の状態です。血圧も80/60と低下しており、動悸と呼吸困難を訴えています。」

Q&A あなたの素朴な疑問に答えます

Q 心房細動の患者さんに対する適切な運動負荷量を教えてください。

A 心房細動の患者さんは心拍数の変動が大きいため、負荷量の設定に難渋しますよね。
筆者は、簡易的に、①安静時心拍数+20、②Borg指数（主観的運動強度）「11-13」（楽である-ややきつい）などを運動強度の上限としています。また、β遮断薬を内服されている場合では、安静時心拍数+20を目安としています。

  豆 知 識

心房細動で認知症！？

心房細動は高齢者で多くみられる不整脈ですが、認知機能低下や認知症と関連することがわかってきています[10]。その要因としては、不規則な心拍数による心拍出量や脳血流量の減少、脳の虚血や萎縮などが挙げられています。

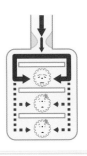

心房粗動
（AFL または AF: Atrial flutter）

波形の特徴▶ ①RR間隔は一定　②基線がギザギザ（鋸歯状）＝粗動波

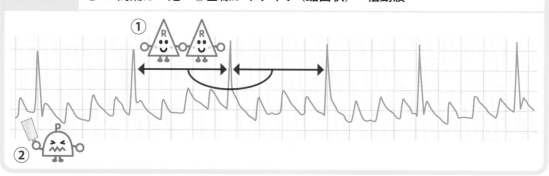

何が起こっているの？

心房の特に三尖弁周囲で、規則的な心房の興奮が250〜300回/分の頻度で発生し、同じ場所をグルグルと回ってしまう頻脈性不整脈です。これをリエントリー性不整脈といいます。

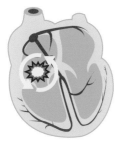

離床時の ここがポイント

心房粗動は、血行動態が安定している場合は離床の阻害要因となりません。一方、心房の興奮が2：1伝導の場合は、著しい頻脈となり、血行動態が不安定になることがあるため、離床は一時見合わせる必要があります。また、1：1伝導の場合は、心拍数は300回/分程度となり、心臓は空打ち状態となるため、離床は見合わせましょう。救命処置が必要なこともあるので、注意が必要です。

また、血栓リスクもあるため、新規発症の場合は、一旦離床を見合わせ、抗凝固療法の必要性などを医師と相談します。

イメージで例えると

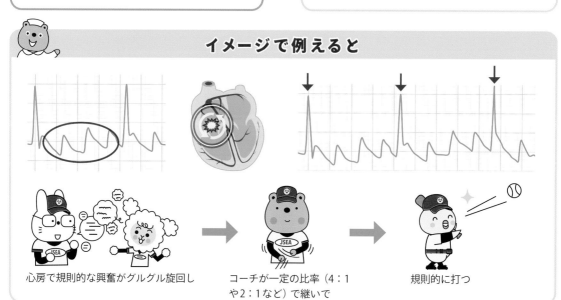

心房で規則的な興奮がグルグル旋回し　　コーチが一定の比率（4：1や2：1など）で継いで　　規則的に打つ

⇆ 心房粗動と病態の関係

　心房粗動の患者さんは、無症状の場合もあれば、特に心室伝導が速い場合（2：1など）に、動悸・ふらつき・疲労感・息切れなどの症状がみられる場合があるため、注意が必要です。

　また、心房粗動の発症リスクは、高血圧患者さんで3.5倍、COPD（慢性閉塞性肺疾患）患者さんで1.9倍になるといわれています[11]。

？ 治療はどうする？

① 塞栓予防：抗凝固療法（ワルファリンカリウム；ワーファリン®など）
② 心拍数調整：β遮断薬など
③ 抗不整脈薬：Naチャネル遮断薬など
④ 電気的除細動（カルディオバージョン）やアブレーション。

♥ 看護ケアのポイント

　新規発症の心房粗動では、新たに薬物療法が開始されることもありますので、すぐに主治医に報告しましょう。

　また、心室伝導が速い心房粗動の場合、血圧低下をきたすこともありますので、すぐにベッドサイドに向かいバイタル確認を行いましょう。

📞 電話報告のコツ

「ヤギ先生、離床太郎さんが先ほどから2：1の心房粗動と思われる頻脈がみられています。心拍数は150、血圧は80/60mmHgと低下し動悸と息切れを訴えています。」

 豆 知 識

心房粗動は隠れ上手！？

　心房粗動は、無症状の場合もあるので、離床を進める際は、患者さんのバイタルサインなどをよく確認する必要があります。さらに心房細動に移行したり、反対に心房細動から心房粗動に移行したりすることもあるため、注意が必要です。

　また、心拍数が速くなっている場合は、他の上室性頻拍との鑑別が難しくなるため、ATP製剤を使用して、人為的に心電図波形を変化させることで診断に至ることもあります。

 Q&A あなたの素朴な疑問に答えます

Q 心房粗動で離床を進める場合と見合わせる場合の見極めのポイントは？

A 　血圧が安定していて、著しい頻脈がない場合は、離床を進めて問題ないと考えられます。一方で、血圧低下や自覚症状、著しい頻脈がある場合は、離床を見合わせます。筆者は、安静時120回/分以上の頻脈がある場合では、離床を見合わせることが多く、末梢冷感や頸静脈怒張などから、低灌流やうっ血の程度を予測し、安静時や前回と比較しながら、離床の是非を決定していくようにしています。

発作性上室性頻拍（PSVT）
（Paroxysmal supraventricular tachycardia）

PSVTは心房が関与する機序によって生じる頻拍性不整脈の総称です。PSVTは主に① AT（心房頻拍）、② AVNRT（房室結節リエントリー性頻拍）、③ AVRT（房室リエントリー性頻拍）、④ SANRT（洞結節リエントリー性頻拍）の4つがあります。

 豆知識 発作性上室性頻拍の4分類

PSVTは、下記4つの心房起因性の上室性頻拍の総称です。発作性であることから、突然起こり、突然終わる動悸症状が特徴です

①心房内リエントリー性頻拍（AT）＝発作性心房頻拍（PAT）

心房内のリエントリー回路が頻拍発作の原因となる不整脈

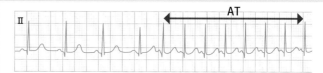

②房室結節リエントリー性頻拍（AVNRT）

房室結節を含むリエントリー回路が頻拍発作の原因となる不整脈

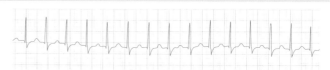

③房室リエントリー性頻拍（AVRT）

左房-左室間を結ぶ副伝導路（WPW症候群のKent束）を含むリエントリー回路が頻拍発作の原因となる不整脈

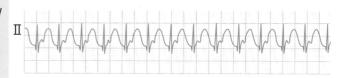

④洞（房）結節リエントリー性頻拍（SANRT）

洞結節を含むリエントリー回路が頻拍発作の原因となる不整脈

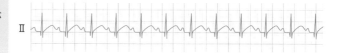

中でも、AVNRTとAVRTは、発作性上室性頻拍（PSVT）全体の90％を占めます。出現頻度の高い発作性上室性頻拍であることを覚えておきましょう。

※AT（心房頻拍）はPSVTと区別して分類される事もあり、本章ではATとPSVTを分けて紹介しています。

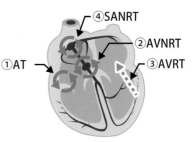

PSVT① 心房頻拍
(AT : Atrial tachycardia)

波形の特徴▶ ①同一の異所性P波が出現　②突然RR間隔が短縮（PAT:発作性心房頻拍）
③異所性P波とQRS波は基本的に1：1
※心拍数が速いと心室内変行伝導や房室ブロックを合併することがあります。

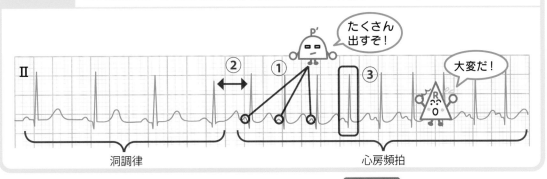

たくさん出すぞ！

大変だ！

洞調律　　　　　　　　　　　　　　心房頻拍

🤔 何が起こっているの？

　異所性心房頻拍は、心房内のある一か所で連続した期外収縮が、100〜240回/分以上の頻度で発生する異常自動能に起因する、頻脈性の不整脈です。他にも心房内リエントリー性頻拍や心房瘢痕部心房頻拍があります。

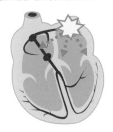

👩‍⚕️ 離床時の ここがポイント

　極度の頻脈（心拍数150回／分以上）になった場合には、注意が必要です。起立性低血圧やアダムストークス発作（不整脈由来の失神発作）が出やすくなります。また、頻脈が持続すると心不全症状が増悪する恐れがあるため、心不全の評価を行いましょう。

　離床よりも、薬剤治療やカテーテル治療による不整脈治療を優先し、発作が落ち着いてから離床の開始を検討しましょう。

🐻 イメージで例えると

異所性心房頻拍パターン

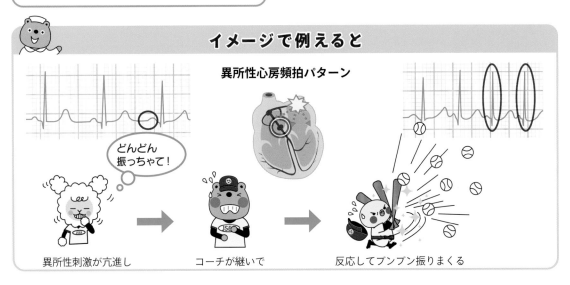

どんどん振っちゃて！

異所性刺激が亢進し　　　コーチが継いで　　　反応してブンブン振りまくる

⇆ 心房頻拍と病態の関係

　心房頻拍は、心房性期外収縮が連発している不整脈です。極度の頻脈の心房頻拍や、心房細動に移行する可能性があります。心房に負荷が掛かっている状態の患者さんによくみられ、心筋疾患・虚血性心疾患・弁膜症・肺疾患に合併して起こることが多い傾向があります。ジギタリス中毒・テオフィリン中毒・心臓腫瘍・妊娠などで発生することもあります。

♥ 看護ケアのポイント

　心房頻拍では、薬物治療が開始されることがありますので、すぐに主治医に報告しましょう。また、極度の頻拍を伴う心房頻拍の発症に伴い、血圧低下をきたすこともありますので、すぐにベッドサイドへ向かいバイタルと症状出現の有無の確認を行いましょう。

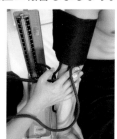

? 治療はどうする？

・発作の抑制：β遮断薬・非ジヒドロピリジ系Ca拮抗薬（洞結節や房室結節の異常興奮抑制効果）
・発作の停止：Naチャネル遮断薬（心筋興奮の伝導抑制効果）・カルディオバージョン（除細動器使用）
・発作の根治：カテーテルアブレーション

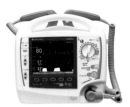

カルディオバージョン
写真提供　日本光電

📞 電話報告のコツ

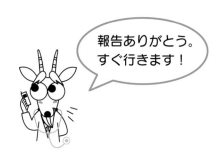

「ヤギ先生、離床太郎さんの心拍数が、突然150台の頻脈になりました。心電図波形はR-R間隔が不規則的で、洞調律時とP波の形が異なるP′波があるので、心房頻拍かもしれません。血圧は問題ないですが、動悸の訴えがあります。」

報告ありがとう。
すぐ行きます！

Q&A あなたの素朴な疑問に答えます

Q 洞性頻脈と心房頻拍の波形が類似してますが、その違いを見極めるポイントを教えてください。

A 　洞性頻脈と心房頻拍の判別のポイントは、上記のP波の形の違いの他にもあります。洞性頻脈は交感神経の刺激により、徐々に心拍数の上昇をきたすのが特徴です。それに対して、心房頻拍の大半は、突然パッと頻脈に移行し、突然パッと頻脈が消失するのが特徴です。突然始まり、突然終わる心房頻拍のことを、発作性心房頻拍（PAT: Paroxysmal atrial tachycardia）といい、臨床では「パット」と呼ばれます。パッと始まり、パッと終わる場合には、心房頻拍だと判別することができます。

心房頻拍の発生要因の分類

心房内リエントリー性頻拍

洞結節や房室結節以外の心房内を旋回する、リエントリー回路によって生じる頻拍です。このパターンは、突如頻拍になって突如頻拍が収まる発作性心房性頻拍（PAT）を呈します。

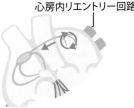

心房内リエントリー回路

異所性心房頻拍

洞結節以外の心房内で発生した、異常自動能亢進によって生じる頻拍です。このパターンは、非発作性心房頻拍と呼ばれます。

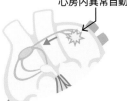

心房内異常自動能

心臓瘢痕部心房頻拍

心臓手術による心房切開線などを行った瘢痕部周辺を旋回する、リエントリーによって生じる頻拍です。このパターンは非発作性心房頻拍と呼ばれます。

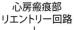

心房瘢痕部
リエントリー回路

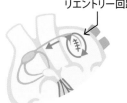

2章

臨床のコツ

レートコントロール時の要観察ポイント

▶ 実践! 臨床完全マニュアル 2　**P.138参照**

　上室性頻拍に対しては、同調律への回復を狙ったリズムコントロールや、心拍数調節だけを考えるレートコントロールの治療を行われます。後者のレートコントロールでは、β遮断薬がよく使用されます。β遮断薬の代表的な薬剤としては、ビソプロロール（商品名メインテート®）とプロプラノロール（商品名インデラル®）があります。ビソプロロールは、β_1選択性（心臓選択性）β遮断薬といい（"相対的な"心臓選択性）、主に心拍数を下げる効果をもたらします。これに対してプロプラノロールは、非選択性β遮断薬といい、心臓以外にも血管や気管支のβ_2受容体にも作用して、血管拡張抑制や気管支収縮の効果が出現します。気管支収縮作用があるため、慢性閉塞性肺疾患（COPD）や気管支喘息などの閉塞性肺疾患の既往のある患者にはあまり使用されません。COPD患者にβ遮断薬を使用している場合は漸減、中止するか、非選択性のβ遮断薬を使用しているなら心臓選択性のものに変更するなどします。

Memo

PSVT②
房室結節リエントリー性頻拍
（AVNRT: Atrioventricular nodal reentrant tachycardia）

波形の特徴▶ ①P波はQRS波に隠れる　②QRS波形は正常、R-R間隔は規則的
③心拍数は100回/分（多くは150〜200回/分）を超える

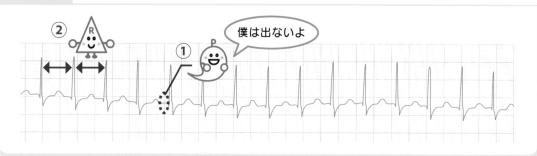

僕は出ないよ

何が起こっているの？

　心房性期外収縮を契機に、房室結節内で、速伝導路と遅伝導路の二重伝導路によるリエントリー回路が形成され、心房と心室がほぼ同時に興奮します（心拍数100-200回/分）。突然発生し、突然治まる頻拍です。発作中の心電図波形からは、P波が見えないことで洞性頻脈との鑑別が可能です。

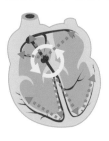

離床時の ここがポイント

　発作時の心拍数は非常に速く、心拍数＞150回/分、時に、心拍数＞200回/分を超えることがあります。突然始まって、突然落ち着く規則正しくて速い動悸が生じやすいのが特徴です。水を入れた洗面器に顔を浸けるなど、迷走神経刺激法で速やかに発作が落ち着くのであれば、心電図モニタリングを行いながら離床しましょう。発作が落ち着かない場合は、発作の抑制や停止を目的とした薬剤治療やカテーテルアブレーション治療を行います。

イメージで例えると

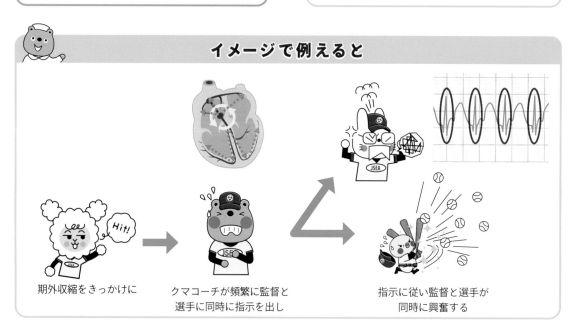

期外収縮をきっかけに

クマコーチが頻繁に監督と
選手に同時に指示を出し

指示に従い監督と選手が
同時に興奮する

⇌ 房室結節リエントリー性頻拍と病態の関係

発作性上室性頻拍の中で、最も遭遇する可能性が高い不整脈です（全体の60％を占める）。特に基礎心疾患のない若年者にも起こることが多いため、頻脈になっても容易には循環動態が破綻しにくい病態ですが、心拍数が200回/分を超えると、血圧低下や心不全の引き起こす可能性があるため、注意が必要です。誘因・原因としては、喫煙・過労・不眠・ストレス・過度なアルコールやカフェインの摂取などが挙げられます。

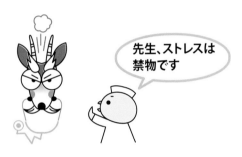

先生、ストレスは禁物です

❓ 治療はどうする？

- 発作の抑制：迷走神経刺激法（息こらえ・顔面浸水など）
- 発作の停止：ATPの急速静注・非ジヒドロピリジン系Ca拮抗薬（洞結節や房室結節の抑制効果）、いずれも90％以上の有効率

※ 循環動態が不安定なケースでは、カルディオバージョン（50〜100）・抗頻拍ペーシング（ATP：Anti-tachycardia pacing）を試みます。

- 発作の予防：Naチャネル遮断薬・Caチャネル遮断薬（房室結節の伝導抑制効果）、40〜60％の有効率
- 発作の根治：カテーテルアブレーション、95％以上の確率

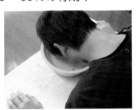

♥ 看護ケアのポイント

頻拍発作の出現時は、患者さん自身が動悸を自覚しやすいため、医師に相談した上で、事前に（患者さんの認知機能やコンプライアンスに応じて）バルサルバ手技などの迷走神経刺激法を指導しましょう。

📞 電話報告のコツ

「ヤギ先生、離床太郎さんの心拍数が、突然170台になりました。心電図波形はR-R間隔が規則的な上室性頻拍を認めています。部屋に行くと、ご自身で息こらえをして、不整脈を落ち着かせていました。動悸とめまいの自覚症状があったようですが、心拍数が落ち着いたのと同時に自覚症状も治まったようです。」

Q&A あなたの素朴な疑問に答えます

Q 発作性上室性頻拍の頻拍発作時に患者さん自身が行える迷走神経刺激法について教えてください

A 迷走神経刺激法は、副交感神経を優位にすることで頻拍発作を停止させる効果のある一般的な対処法です。冷水を飲む（胃結腸反射）、冷水に顔を浸ける（潜水反射）、Valsalva手技（吸気の後に息こらえ）などがあります。

また、頸動脈洞マッサージによる圧迫法も有名な方法ですが、血管内プラーク剥離による脳梗塞を合併する可能性があるため、特に高齢者では高リスクな手法になります。また、咽頭を刺激して誘発する嘔吐刺激法は、衛生面で避けた方が望ましいでしょう。

PSVT③
房室リエントリー性頻拍
（AVRT: Atrioventricular reentrant tachycardia）

緊急度

中

WPW症候群で起こしやすい不整脈

波形の特徴▶ ① QRS波の後に陰性P波が出現（矢印）　② QRS波形は正常、R-R間隔は規則的
③ 心拍数≧100回/分（多くは150〜200回/分）を超える

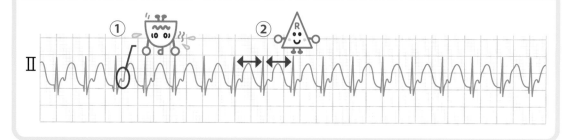

何が起こっているの？

心房性期外収縮を契機に、房室結節から心室に流れた刺激が、副伝導路（Kent束）を逆流して心房内に刺激を送ります。その刺激が心房全体（陰性P波）と房室結節へと流れて、心室→副伝導路→心房・房室結節の順番で旋回するリエントリー性頻拍です。

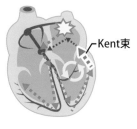

—Kent束

離床時の ここがポイント

発作時の心拍数は非常に速く、心拍数が150回/分以上となり、時に200回/分を超えます。突然始まって、突然落ち着く規則正しくて速い動悸が生じやすいのが特徴です。迷走神経刺激法で速やかに発作が落ち着いた場合は、心電図モニタリングを行いながら離床しましょう。

発作が落ち着かない場合は、発作の抑制や停止を目的とした薬剤治療やカテーテルアブレーション治療を行い、離床の開始を検討しましょう。

イメージで例えると

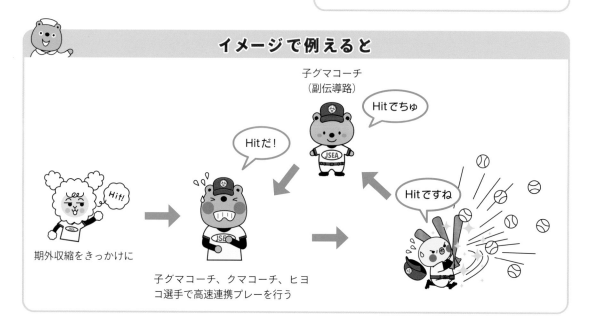

子グマコーチ
（副伝導路）

Hitでちゅ

Hitだ！

Hit！

Hitですね

期外収縮をきっかけに

子グマコーチ、クマコーチ、ヒヨコ選手で高速連携プレーを行う

⇆ 房室リエントリー性頻拍と病態の関係

　発作性上室性頻拍（PSVT）の中では、室結節リエントリー頻拍（AVNRT）に次いで遭遇する可能性が高い不整脈です（PSVT全体の30％を占める）。特に基礎心疾患のない若年者にも起こることが多いため、頻脈になっても容易には循環動態が破綻しにくい病態です。心拍数が200回/分を超えると、血圧低下や心不全を引き起こす可能性があるため、注意が必要です。背景にWPW症候群があることが多い傾向があります。

❓ 治療はどうする？

- 発作の抑制（非薬物療法）：迷走神経刺激法（息こらえ・顔面浸水など）
- 発作の抑制（薬物治療）：ATPの急速静注・非ジヒドロピリジン系Ca拮抗薬（房室伝導抑制効果）、いずれも90％以上の有効性　※循環動態が不安定なケースでは、カルディオバージョン（50～100）、抗頻拍ペーシングを試みます。
- 発作の予防：Naチャネル遮断薬・Caチャネル遮断薬（房室結節の伝導抑制効果）、40～60％の有効性
- 発作の根治：カテーテルアブレーション、95％以上の有効性

♥ 看護ケアのポイント

　頻拍発作の出現時は、患者さん自身が動悸を自覚しやすいので、発作時の対応について、事前に医師に相談し患者さんに対して息こらえ法などの迷走神経刺激法を指導しておきましょう。

📞 電話報告のコツ

「ヤギ先生、離床太郎さんの心拍数が、突然200台になりました。元々WPW症候群を有しており、頻脈発作を引き起こしてから、QRS波の後に陰性P波を認めています。血圧は80/55と低値であり、意識レベルの低下を認めています。どうすればよいですか？」

離床のコツ

バルサルバ手技

　バルサルバ手技（息こらえ法）は、発作性上室性頻拍（PSVT）による頻拍発作時の頻拍停止方法として知られていますが、その正しい方法をご存知ですか？

　胸腔内圧を最大限まで高めることで、迷走神経反射を誘発するため、めいっぱい息こらえをしてもらって（おおよそ10～20秒程度）、限界が来たら一気に解除する、というのが正しい方法になります。安全な方法として知られていますが、洞調律復帰率は、5～20％程度と低いことを理解しておきましょう。

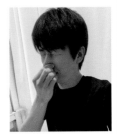

息こらえ手技

PSVT④
洞結節リエントリー性頻拍
（SANRT: Sinoatrial nodal reentrant tachycardia）

緊急度

中

心拍数120以上
で注意

波形の特徴▶
① 洞調律時と一致したP波が出現、P-P間隔は規則的
② QRS波形は正常、R-R間隔は規則的
③ P波とQRS波は基本的に1：1で頻拍を呈する

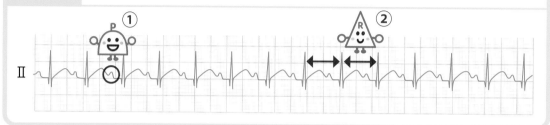

Ⅱ

何が起こっているの？

　洞結節を含む心房内で、リエントリー回路が形成され、房室結節や心室へと刺激が流れます（心拍数100-200回/分）。突然発生し、突然治まる頻拍です。
発作中の心電図波形からは、洞性頻脈との判別が困難です。

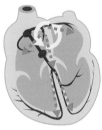

離床時の
ここがポイント

　発作時の心拍数は非常に速く、心拍数＞150回/分となり、時に200回/分を超えます。突然始まって、突然落ち着く、規則正しくて速い動悸が生じやすい傾向があります。迷走神経刺激法で、速やかに発作が落ち着くのであれば、心電図モニタリングを行いながら離床しましょう。
　または、発作の抑制や停止を目的とした薬剤治療やカテーテルアブレーション治療を考慮しつつ、離床をします。

イメージで例えると

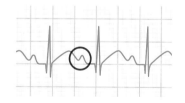

上室の頻繁な指示に対し

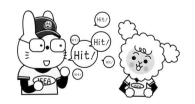

反応し、バットを振りまくる

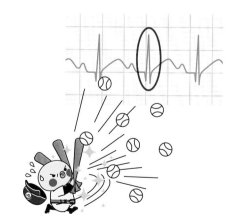

⇆ 房室リエントリー性頻拍と病態の関係

特に基礎心疾患のない若年者にも起こることが多いため、頻脈になっても容易には循環動態が破綻しにくい病態です。心拍数が200回/分を超えると、血圧低下や心不全の引き起こす可能性があるため、注意が必要です。誘因・原因としては、喫煙・過労・不眠・ストレス・過度なアルコールやカフェインの摂取などが挙げられます。

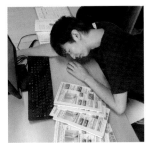

? 治療はどうする？

- 発作の抑制：迷走神経刺激法（息こらえ・顔面浸水など）
- 発作の停止：ATPの急速静注・非ジヒドロピリジン系Ca拮抗薬、どちらも90％以上の有効性
※ 循環動態が不安定なケースでは、カルディオバージョン（50〜100）・抗頻拍ペーシングを試みます。
- 発作の予防：Naチャネル遮断薬・Caチャネル遮断薬（房室結節の伝導抑制効果）、40〜60％の有効性
- 発作の根治：カテーテルアブレーション、95％以上の有効性

♥ 看護ケアのポイント

頻拍発作の出現時は、患者さん自身が動悸を自覚しやすいので、医師に相談した上で、患者さんには事前に（患者さんの認知機能やコンプライアンスに応じて）迷走神経刺激法を指導しておきましょう。

📞 電話報告のコツ

「ヤギ先生、離床太郎さんの心拍数が、突然150台の頻脈になりました。心電図波形はR-R間隔が規則的で、P波形もあるため、洞性頻脈のように見えます。血圧低下はありませんが、めまいや動悸、胸部不快感などの訴えがあります。これから12誘導心電図を記録しますので、ご確認お願いします。」

Q&A　あなたの素朴な疑問に答えます

Q レートコントロールとリズムコントロールの薬剤の使い分けを教えて下さい

A 抗不整脈薬は、Vaughan Williams（ヴォーン・ウィリアムズ）分類 🔍 P160参照 に基づいて4つに分類されています。その中で、Ⅰ群のNaチャネル遮断薬とⅣ群のCaチャネル遮断薬の使い分けは、大事なポイントになります。刺激伝導系である洞結節や房室結節の細胞は、主にCaチャネルによって興奮し、それ以外の心筋（心房筋・ヒス束・プルキンエ線維・心室筋）の細胞は、主にNaチャネルによって興奮します。例えば心房細動の場合、心房細動の停止や予防が目的（リズムコントロール）であれば、Naチャネル遮断薬を使用して、心房筋の異常を抑えます。また、心拍数の調節が目的（レートコントロール）であれば、Caチャネル遮断薬を使用して、房室結節での刺激伝導を抑制します。抗不整脈薬の使い分けを理解するためには、不整脈のメカニズムや発生部位を覚えておくのが大切です。

多源性心房頻拍
(MAT：Multifocal atrial tachycardia)

緊急度
中
心房細動への移行に注意

波形の特徴▶

① 複数の形の異なる異所性P波が多発

② QRS波は正常、R-R間隔は不規則

※心拍数が速いと心室内変行伝導や房室ブロック（blocked PAC）を合併することがあります。

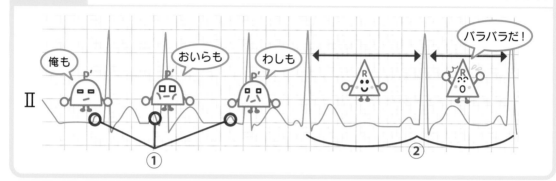

何が起こっているの?

心房内の複数の部位で、連続した期外収縮が100～240回/分以上の頻度で発生する頻脈性不整脈です。心房性期外収縮と心房細動の中間にあたる不整脈です。心拍数が、100回/分未満の場合は、移動性ペースメーカと呼ばれ、区別されます。

離床時の ここがポイント

心房頻拍と同様に、極度の頻脈（心拍数150回/分以上）になった場合には注意が必要です。心房細動に移行しやすいため、心電図モニタリングは欠かせません。離床よりも不整脈の治療を優先し、発作が落ち着いてから離床の開始を検討しましょう。

イメージで例えると

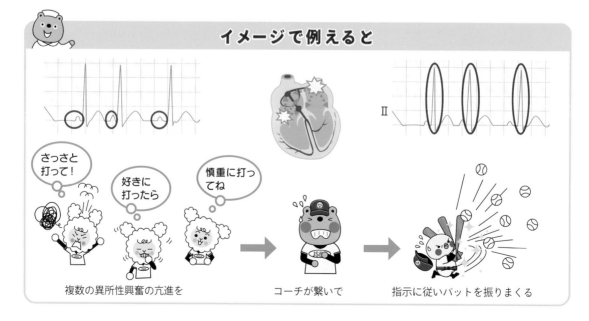

複数の異所性興奮の亢進を　　コーチが繋いで　　指示に従いバットを振りまくる

⇆ 多源性心房頻拍と病態の関係

　心房に負荷が掛かっている状態の患者さんによくみられます。心房負荷を起こしやすい代表的病態としては、拡張不全による心不全や、弁膜症などが挙げられます。また、水分コントロールが不十分で、水分過多の心不全症例でも注意が必要です。

❓ 治療はどうする？

- 発作の抑制：β遮断薬、非ジヒドロピリジン系Ca拮抗薬（洞結節や房室結節の異常興奮抑制効果）
- 発作の停止：Naチャネル遮断薬（心筋興奮の伝導抑制効果）
- 発作の根治：カテーテルアブレーション

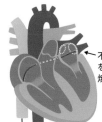

不整脈の発生源をカテーテルで焼き付けます

カテーテルアブレーション

🖤 看護ケアのポイント

　心房頻拍では、薬物治療が開始されることがありますので、すぐに主治医に報告しましょう。また、極度の頻拍を伴う多源性心房頻拍では、血圧低下をきたすこともありますので、すぐにベッドサイドへ向かい、バイタルと症状出現の有無の確認を行いましょう。

📞 電話報告のコツ

「ヤギ先生、離床太郎さんの心拍数が、突然170台の頻脈になりました。心電図波形はR-R間隔がバラバラで、心房細動のようにも見えますが、明らかな細動波（f波）は認めていません。血圧は問題ないですが、動悸の訴えがあります。」

   豆知識

▶ 実践！離床完全マニュアル2　P.92参照

拡張不全って何？

　心臓のポンプ力（収縮能）を示す左室駆出率は正常値ですが、心筋が厚くて固い場合、拡張期に十分な血液を左心室内に取り込めず、その結果として心拍出量が減少してしまう心不全のことを指します。

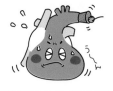

 Q&A あなたの素朴な疑問に答えます

Ｑ 上室性不整脈でも心拍出量は減りますか？

　Ａ　心室性不整脈ほどではありませんが、上室性不整脈でも心拍出量は減ります。心房から心室への血液供給は、心房筋の収縮によるものが20%、心室の拡張による心房からの吸い込みや重力による影響が80%を占めるといわれています。上室性不整脈によって極度の頻脈になった場合には、心房は空打ちの状態となるため、心室への血液供給量が減少します。また、心房が痙攣した状態である心房細動の場合には、心拍出量が20%程度減少するといわれており、そこに極度の頻脈が重なると血圧は大きく低下します。頻脈性の上室性不整脈による心拍出量減少には、十分に注意しましょう。

房室接合部性調律
（A-V junctional rhythm）

緊急度

低

徐脈に注意

波形の特徴▶ ① P波消失
② QRS波形は正常でR-R間隔は規則的

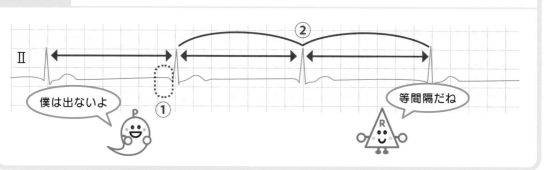

Ⅱ

②

僕は出ないよ ①

等間隔だね

何が起こっているの？

　天然のペースメーカである洞結節が刺激を生成せず、房室接合部（房室結節＋ヒス束）が刺激生成を代行して心臓を動かすことで、心停止を防いでいます。心拍数が40〜60/分しかない場合が多い不整脈ですが、心筋梗塞などの基礎疾患があれば、60〜100/分に至る場合もあります。

離床時の ここがポイント

　房室接合部性調律は、安静時心拍数40〜50回/分程度の徐脈性不整脈です。運動負荷に対する心拍応答反応が鈍く、十分な心拍出量を保てなくなる危険性があります。心拍出量は、心拍数×一回拍出量で決定されるため、心拍数の上昇が期待できない場合には、一回拍出量のみで代償しなければなりません。心機能が良好であれば、一回拍出量の代償だけでも、運動負荷に対して必要なだけの心拍出量を保てることはありますが、低心機能の場合には、心不全増悪に注意が必要です。

イメージで例えると

※このイメージは補充調律の発生部位が房室結節中位の場合です。

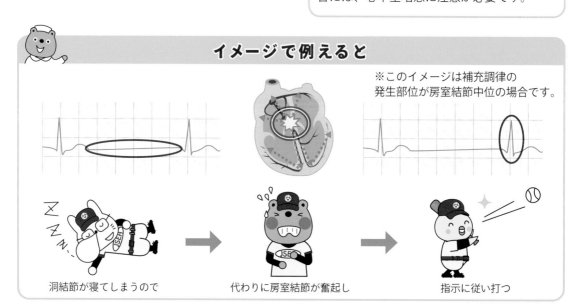

洞結節が寝てしまうので

代わりに房室結節が奮起し

指示に従い打つ

? 治療はどうする？

β遮断薬などの心拍数減少作用のある薬剤が投与されていれば、その薬を中断することが優先されます。また、心拍数上昇作用のあるカテコラミンやシロスタゾール（プレタール®）を用いることもあります。高カリウム血症が原因の場合には、利尿剤や透析治療、カリウム減少作用のあるポリスチレンスルホン酸Ca経口ゼリー「三和」の摂取を行います。徐脈が続いて、十分な心拍出量が保てない場合には、ペースメーカ植込みが検討されます。

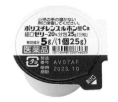

ポリスチレンスルホン酸Ca経口ゼリー
写真提供 三和化学研究所

⇆ 房室接合部性調律と病態の関係

刺激伝導系に血液灌流を行う右冠動脈の虚血性心疾患や、心臓手術後に房室接合部性調律をきたすことがあります。この場合は右冠動脈病変の治療を行いますが、手術中に切開した心房筋の炎症・浮腫が落ち着くと、徐々に洞調律に戻ることが多い傾向があります。

📞 電話報告のコツ

「ヤギ先生、今日からβ遮断薬の内服が始まった離床太郎さんの心拍数が、40台の徐脈になりました。心電図波形が洞調律から、P波のない房室接合部性調律に変わっています。血圧は90/60と低くて、めまいがすると訴えています。」

♥ 看護ケアのポイント

徐脈に起因する低心拍出量による症状（浮遊感・嘔気・冷汗など）の出現には注意が必要です。特に、副交感神経が優位になりやすい時間帯（就寝中や食後など）は、心拍数が40回/分前後まで低下することがあります。その時間帯も心電図のモニタリングや自覚症状のチェックを欠かさないように心掛けましょう。

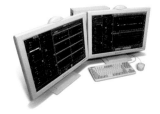

セントラルモニター
写真提供 日本光電

Q&A あなたの素朴な疑問に答えます

Q 房室接合部性調律＝徐脈と認識していましたが、心拍数が60回/分を超える場合もあると聞きました。それはなぜですか？

A 房室接合部性調律は、基本的に心拍数40～50台の徐脈性不整脈です。
房室接合部の自動能（自ら刺激を作り出す能力）が亢進すると、心拍数が60～100回/分まで上昇することがあります。この不整脈のことを、促進性房室接合部性調律といい、危険性の比較的低い不整脈になります。心筋虚血・心筋炎・心臓手術後・ジギタリス中毒・β刺激薬投与によって出現することがあります。

豆 知 識

房室接合部性調律の分類

房室接合部性調律は補充収縮の発生部位によって３つのパターンに分類されます

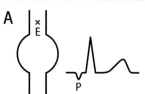 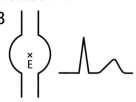 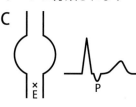

A. 房室結節上位

房室結節の上位で発生した補充調律では、心房内を正常とは逆方向に向かう電気的興奮がQRSに先行するため、QRSの前に陰性P波が出現します。陰性P波→QRS波→T波

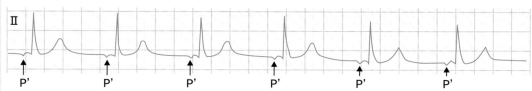

B. 房室結節中位

房室結節の中位で発生した補充調律は、心房内と心室内に同じタイミングで刺激が伝わるため、QRS波の中にP波が隠れる形となり、心電図上はP波が出現しません。QRS波（P波）→T波

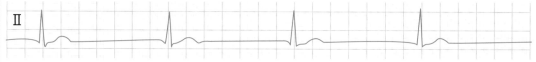

C. 房室結節下位

房室結節の下位で発生した補充調律は、心室に流れる刺激が先行するため、QRS波が出現した後、遅れて心房内を逆行する興奮伝搬が生じて、陰性P波が発生します。QRS波→陰性P波→T波

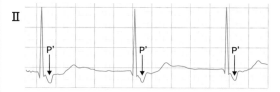

 Column

現場は、業界用語だらけ

私がまだ新人の頃、医師が「この患者さんはジャンクションだね」と言ったとき「ジャンクション？交差点の事？」と全く理解できませんでした。実はジャンクション＝接合部のことで、房室接合部調律のことを言っていたのです。現場ではこのような業界用語が飛び交うので、１つ１つ覚えていきましょう。新人さんは大変ですが頑張って下さいね。

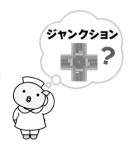

洞停止、洞房ブロック
（Sinus arrest、Sinoatrial block）

緊急度

中

Pause 時間に
要注意

波形の特徴▶
① 突然、P 波と QRS 波が消失
② 洞停止：RR 間隔が突然延長
③ 洞房ブロック：RR 間隔がそれまでの RR 間隔の整数倍に延長

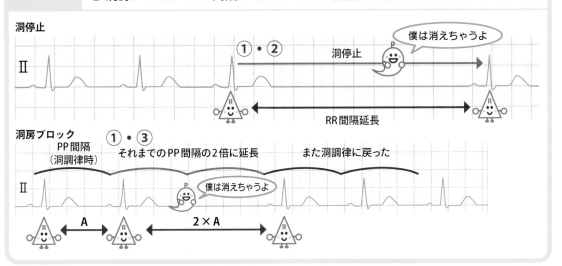

洞停止

Ⅱ

僕は消えちゃうよ

①・② 洞停止

RR 間隔延長

洞房ブロック ①・③

PP 間隔
（洞調律時）

それまでの PP 間隔の 2 倍に延長

また洞調律に戻った

Ⅱ

僕は消えちゃうよ

A　　　2×A

2 章

何が起こっているの？

　洞結節からの刺激が起こらない（洞停止）、もしくは心房への刺激伝導が障害（洞房ブロック）され、一定時間、心収縮が起こらない状態（pause：ポーズ）の徐脈性不整脈です。

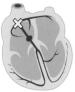

洞停止

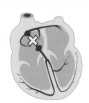

洞房ブロック

ここがポイント

離床時の

　洞停止もしくは洞房ブロックの場合は、pause がどの程度続くかによって、自覚症状や対応も変わってきます。意識消失や血圧低下などがある場合や、心拍数 40 回/分以下、pause が 4～5 秒以上などの症状があれば、ペースメーカの植込みが考慮されます。そのため、離床や運動による過負荷は避け、合併症予防のための離床を行います。

　これらの症状がない場合は、主治医と相談し、注意深く観察しながら離床を進めることもあります。

イメージで例えると

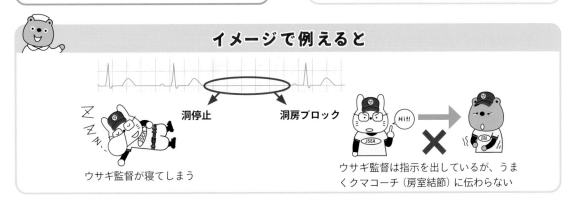

洞停止　　　　洞房ブロック

Hit!

ウサギ監督が寝てしまう

ウサギ監督は指示を出しているが、うまくクマコーチ（房室結節）に伝わらない

⇋ 洞停止、洞房ブロックと病態の関係

洞結節の線維化やリモデリングが、最も一般的な原因です。

一方で、心筋梗塞による虚血や、β遮断薬や抗不整脈薬などの薬物が原因で生じることもあります。そのため、心疾患の既往歴がある患者さんも注意が必要です。また、電解質異常でも生じることがあります。

? 治療はどうする？

以下の症状がある場合は、ペースメーカ植込みが考慮されます。
① 意識消失や血圧低下などがある
② 心拍数40回/分以下
③ 心拍停止（pause）4〜5秒以上

写真提供 メドトロニック

♥ 不整脈の看護ケアのポイント

洞停止や洞房ブロックが生じていた場合は、血圧・心拍数・意識レベルといったバイタルサインや自覚症状の有無を確認しましょう。pause時間が4〜5秒以上、もしくは意識消失や血圧低下などの症状があれば、ペースメーカの適応となることもありますので、速やかに主治医に報告しましょう。

📞 電話報告のコツ

「ヤギ先生、離床太郎さんが5分前より洞停止がみられます。心拍数は39、血圧は80/56、めまいを訴えており、最大4秒のpauseを生じています。」

   豆 知 識

24時間ホルター心電図検査って？

ホルター心電図とは、24時間かけて患者さんの心臓の状態を記録・解析する検査で、不整脈の診断や狭心症発作時の特有の心電図変化を調べることができます。入院中に実施することもあります。この検査自体が離床の阻害要因とはならないですが、検査精度に影響するため、事前に主治医と相談したり、離床の実施時間や内容をしっかりと記録しておくことが必要となります。

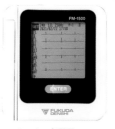

ホルター心電図
写真提供 フクダ電子

Q&A あなたの素朴な疑問に答えます

Q 洞停止と洞房ブロックの違いって？

A 洞停止は、洞結節が一定の間、刺激を出していない状態、洞房ブロックは、洞結節から刺激は出ているものの、時々その刺激が途中でブロックされ、房室結節に伝わらない時間ができてしまった状態です。心電図では、平坦な線となる時間に違いがありますが、治療上2つを分ける意義はほとんどないため、まとめて取り扱われています。

徐脈頻脈症候群
（Bradycardia-tachycardia syndrome）

緊急度

中

頻脈後の徐脈に
要注意

波形の特徴▶ 頻脈が停止した後（多くは心房細動後）、心拍停止（pause）となる

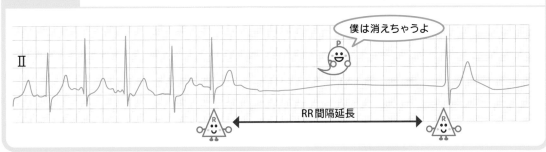

僕は消えちゃうよ

Ⅱ

RR間隔延長

2 章

何が起こっているの？

頻脈性の不整脈（上室性）が出た後、急に徐脈となり、一定時間心収縮が起こらない不整脈です（心拍停止＝pause）。

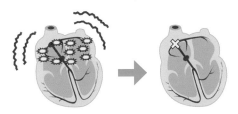

頻拍のあと　　　　心拍停止となる

離床時の ここがポイント

徐脈頻脈症候群の場合は、意識消失や血圧低下などがみられることがあるため、注意が必要です。また、ペースメーカ植込みの適応となるため、離床は見合わせ、合併症予防を行います。

また、頻脈の際には（発作性）心房細動を生じていることが多いため、血行動態と抗凝固療法の有無などを確認する必要があります。

一時ペーシング中の患者さんの場合は、主治医と相談しながら、リードの事故抜去が起こらないように、注意深く離床を進める必要があります。ペーシングリードの確実な固定と挿入部の観察が重要です。

イメージで例えると

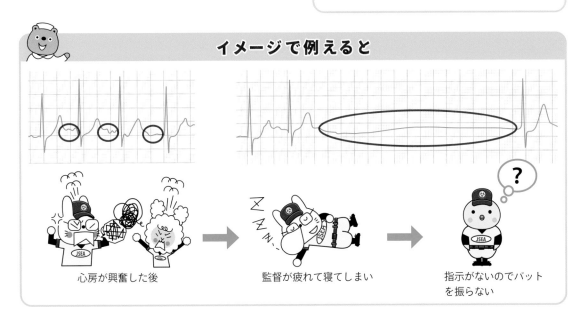

心房が興奮した後　　　　　監督が疲れて寝てしまい　　　　指示がないのでバットを振らない

⇆ 徐脈頻脈症候群と病態の関係

洞徐脈頻脈症候群の場合は、徐脈やpauseによって血行動態が不安定になるだけではなく、心房細動を合併することが多いため、心不全の増悪をきたすことがあります。

洞不全症候群の患者さんの中で、約40〜70%に心房細動が認められると報告されています[12]。

? 治療はどうする？

徐脈性不整脈に関しては、以下の症状がある場合は、ペースメーカ植込みが考慮されます。
① 意識消失や血圧低下、② 心拍数40回/分以下、③ 心拍停止（Pause）が4〜5秒以上

♥ 看護ケアのポイント

徐脈頻脈症候群が生じていた場合は、血圧・心拍数・意識レベルといったバイタルサインや、自覚症状の有無を確認しましょう。pauseの持続時間が4〜5秒以上もしくは意識消失や血圧低下などの症状があれば、ペースメーカの適応となることもありますので、速やかに主治医に報告しましょう。

📞 電話報告のコツ

「ヤギ先生、離床太郎さんに○時△分頃より徐脈頻脈症候群がみられます。心拍数は36、血圧は82/50、めまいを訴えており、最大5秒のpasueを生じています。」

Column

にわとりと卵の関係

洞不全と心房細動などの頻脈性不整脈は、"にわとりと卵"の関係に似ています。心房細動があると、洞結節も含めた心房筋の虚血を生じ、線維化が起きます。そのため、洞機能がさらに低下していきます。一方で、徐脈そのものが心房筋の不応期を不均一にしていまい、心房細動が生じやすくなっています。このように、どちらが先に起きた不整脈か「ニワトリと卵の関係」の様に明確にわからないこともあり、洞不全症候群では徐脈だけでなく、心房細動などの頻脈性不整脈を合併しやすくなっています。

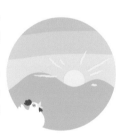

Q&A あなたの素朴な疑問に答えます

Q 徐脈頻脈症候群が起きる理由は何ですか？

A 心房内に350回/分以上のけいれんが起こっている時は、洞結節は休んでしまっています。その間は房室結節が必要な刺激を選別して伝導していますが、心房のけいれんが突然止まると、ペースメーカである洞結節は途方に暮れていまい、刺激を発生しないことがあります。洞結節はすぐに回復するわけでもなく、その間はどこからも刺激が発生しない時間ができてしまいます。

心室内変行伝導

緊急度

低

PVCと間違えやすい

波形の特徴▶ ① 異所性P波が早期に出現　② 右脚ブロック様QRS波を呈す（QRS幅拡大）
※心拍数が速いと房室ブロック（blocked PAC）を合併することがある

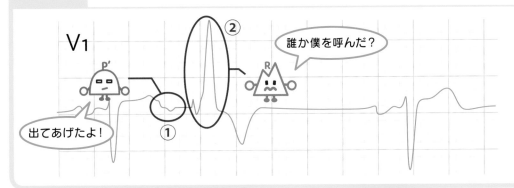

何が起こっているの？

　早いタイミングで起きた心房の期外収縮の刺激が、左脚に偏って流れることを、心室内変行伝導といいます。前の収縮から時間をおかずに、次の刺激が来ると、左脚に比べて右脚は不応期が長いため、刺激は左脚のみを通り、幅広のQRSを呈します。

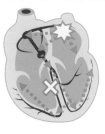

離床時の ここがポイント

　単純な心房性期外収縮に伴う心室内変行伝導であれば、離床時の有害事象発生リスクは低いのですが、極度の頻脈による心房細動や、上室性頻拍由来の心室内変行伝導の場合には、有害事象発生リスクが高まるため注意が必要です。不整脈の治療を優先して、離床の開始時期を検討しましょう。

イメージで例えると

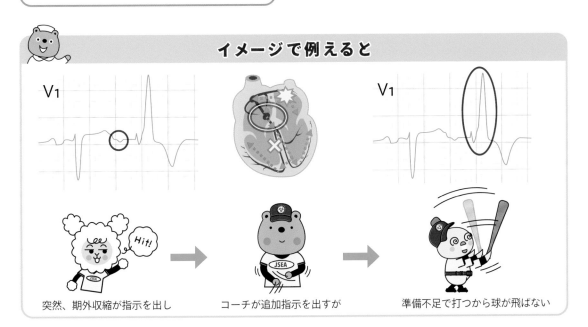

突然、期外収縮が指示を出し　　　コーチが追加指示を出すが　　　準備不足で打つから球が飛ばない

⇆ 心室内変行伝導と病態の関係

　心房性期外収縮は、臨床上よく見かける不整脈のひとつです。健常者にも認められる身近な不整脈であり、心房負荷や心房筋障害があると発生しやすい傾向があります。誘因・原因としては、加齢・喫煙・過労・不眠・ストレス・過度なアルコールやカフェインの摂取などが挙げられます。

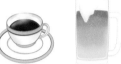

? 治療はどうする？

　心房性期外収縮と同様に、これだけでは基本的には治療の対象にはなりません。患者さんの症状の出現に注意し、経過観察となることが多いです。

♥ 看護ケアのポイント

　心房性期外収縮の出現する頻度やタイミングに注意しましょう。

　房室ブロックを伴ったblocked PACや心房細動に移行した場合でも、急変するリスクは低いのですが、なるべく早めに主治医に報告しておきましょう。

📞 電話報告のコツ

 「ヤギ先生、先ほどまで心房性期外収縮が多発していた離床太郎さんですが、今はwide QRSの出現頻度が増えていて、たまにQRSが脱落してます。P波はあるので、心室性期外収縮ではなく、心室内変行伝導だと思われます。血圧は110/55で、自覚症状はありません。」

あるある失敗談

心室性期外収縮と思ったら・・・

　患者さんと歩行訓練を行っていたところ、モニター上に心室性期外収縮が3連発で出現したため、離床を中止しました。その後、主治医に心電図波形を見せて報告をすると「これ変行伝導だよ」と教えてもらいました。それからは、変行伝導を心室性期外収縮と誤って判読しないように、P波の有無を必ずチェックするようになりました。

しくじりました

Q&A　あなたの素朴な疑問に答えます

Q　心房性期外収縮（PAC）に伴う心室内変行伝導と房室ブロックを伴ったbloked PACの違いを教えてください。

A　心室内変行伝導は、不完全な形で心室に刺激が伝わり、右脚ブロックと同じような刺激の広がり方をする不整脈です。それに対して、blocked PACは、心房性期外収縮が出現して、心室に刺激が伝わるタイミングで、不応期に入っている心室全体が全く反応できずに、QRS波が脱落する不整脈です。図の通り、前のT波に重なる様に心房性期外収縮があると、blocked PACによるQRS脱落だと判読できます。

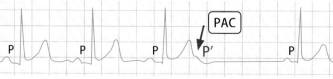

WPW症候群

（Wolff-Parkinson-White Syndrome）

波形の特徴▶
① P-Q間隔が短縮する　② QRSの幅が拡大する
③ QRS波の前半にデルタ波（Δ波）を認める

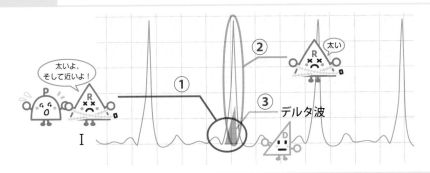

何が起こっているの？

　WPW症候群は、副伝導路（Kent束）が生まれつき存在する先天性疾患です。洞結節で発生した刺激が、心房からKent束に流れて、心筋の一部が早期興奮してデルタ波（Δ波）を形成します。
少し遅れて房室結節を通った正常な刺激が、心室全体へと伝わります。

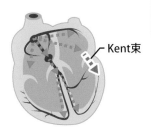

Kent束

離床時の ここがポイント

　洞調律時には、問題なく離床を進めることができますが、発作性上室性頻拍や心房細動を起こしやすい傾向があります。頻拍発作時の心拍数は非常に速く、心拍数＞150回/分、時に200回/分を超えます。発作性上室性頻拍では、突然始まって突然落ち着く、規則正しくて速い動悸が生じやすいのが特徴です。心房細動を合併すると、R on Tから心室頻拍や心室細動などの致死性不整脈へ移行する恐れがありますので、発作性上室性頻拍や心房細動の治療を優先します。

イメージで例えると

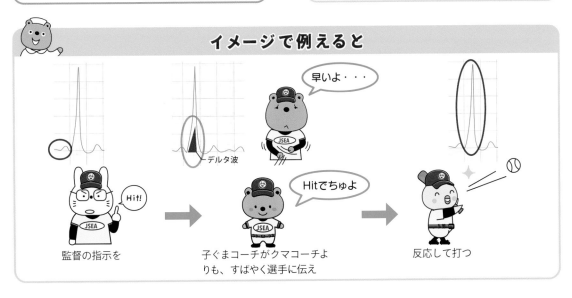

監督の指示を　　子ぐまコーチがクマコーチよりも、すばやく選手に伝え　　反応して打つ

⇆ WPW症候群と病態の関係

WPW症候群は、刺激伝導系以外にも副伝導路が存在し、不整脈発作を起こしやすい先天疾患です。一部の患者さんでは、心房細動や房室リエントリー頻拍などを合併します。心房細動は20%、房室リエントリー頻拍は80%にみられます[13]。

？ 治療はどうする？

特に不整脈発作の既往がなく、自覚症状を認めなければ、経過観察となります。発作性上室性頻拍や心房細動の既往があれば、副伝導路のカテーテルアブレーションを検討します。抗不整脈薬としては、Naチャネル遮断薬を使用します。通常の心房細動に使用される房室結節を抑制する薬（Ca拮抗薬やジギタリス）は、副伝導路の伝導を促進させ心室細動に移行する危険性が高くなるため、禁忌とされています。

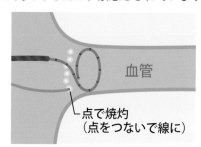

血管

点で焼灼
（点をつないで線に）

電極カテーテル

♥ 看護ケアのポイント

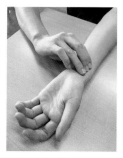

WPW症候群で起こしやすい不整脈としては、心房細動や発作性上室性頻拍があります。極度の頻脈発作や致死性不整脈へ移行する可能性があります。事前に（患者さんの認知機能やコンプライアンスに応じて）自己検脈の方法を指導して、リズム（脈の整、不整）とレート（心拍数）の評価が行えるよう指導しましょう。

📞 電話報告のコツ

「ヤギ先生、先ほど心電図検査に行かれた離床太郎さんですが、WPW症候群を認めたと臨床検査室から連絡がありました。心拍数は落ち着いていて、特に自覚症状の訴えもありませんが、頻脈発作予防として内服の追加や調整はされますか？」

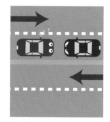

落ち着いて
対応しよう！

Q&A あなたの素朴な疑問に答えます

Q WPW症候群と同じく、副伝導路（Kent束）に刺激が流れる房室リエントリー性頻拍（AVRT）との違いを教えてください

A WPW症候群では、房室結節を通る経路と、ケント束を通る経路の両方とも順行性に興奮します。一方AVRTは、房室結節を順行伝導し、その伝導がケント束を逆行伝導する形が一般的です。WPW症候群は洞調律時には頻拍を生じませんが、期外収縮をきっかけにAVRTやAFの頻拍発作を起こすことがあります。また、波形の違いとして、WPW症候群はQRS幅が広いのに対し、AVRTのQRS幅は狭くなります。

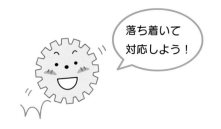

豆 知 識

WPW症候群の分類

WPW症候群は、Kent束が存在する部位によって心電図のパターンが変わります。これはカテーテルアブレーションを行う際の参考になります。

A型 もっとも頻度が高い、左房-左室を結ぶ副伝導路、右脚ブロック型QRS波＋高いR波が特徴

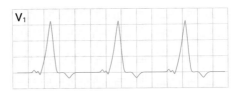

B型 右房-右室を結ぶ副伝導路、深いS波＋陰性Q波なし、左脚ブロック型QRS波が特徴

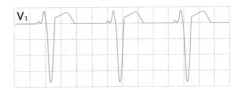

C型 心室中隔に副伝導路、深いS波＋陰性Q波あり

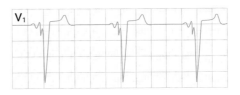

 Column

WPW (Wolf-Parkinson-White) の名前の由来

　WPW症候群は、アメリカの循環器医ルイス・ウォルフ、イギリスの循環器医ジョン・パーキンソン、アメリカの内科医ポール・ダトリー・ホワイトの3人によって1930年に報告され、それぞれの頭文字をとって名付けられた不整脈です。

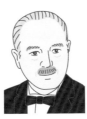

ルイス・ウォルフ
（1898－1972）

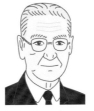

ジョン・パーキンソン
（1885-1976）

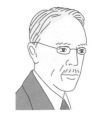

ポール・ダトリー・ホワイト
（1886-1973）

心室性期外収縮

（PVC: Premature ventricular contraction）

2章 Sec. 20

緊急度 中
連発ならベッド
サイドへ急行

波形の特徴 ▶ ①RR間隔が突然短縮　②QRSが幅広い　③先行するP波がない

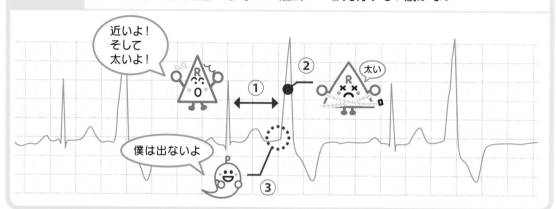

何が起こっているの？

　心室内で、本来より早く電気的興奮が発生し、心室の収縮が始まってしまう「早とちり」の不整脈です。一言でいえば心室のフライングです。

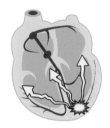

離床時の ここがポイント

　心室性期外収縮の分類にLown（ラウン）分類というものがあります。Lown分類4b以上で離床を見合わせます。4a以下でも血圧が不安定になる場合は要注意です。

Lown分類

grade	特　徴
0	期外収縮なし
1	散発性（30/時間未満）
2	多発性（30/時間以上）
3	多形成（多源性）
4a	2連発
4b	3連発以上
5	R on T

イメージで例えると

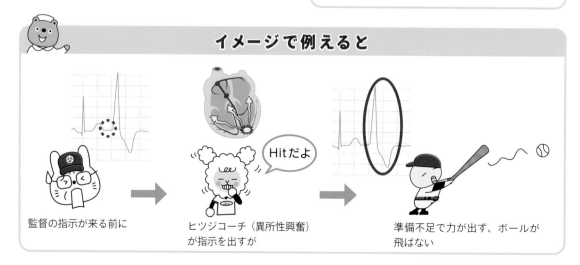

監督の指示が来る前に

ヒツジコーチ（異所性興奮）が指示を出すが

Hitだよ

準備不足で力が出ず、ボールが飛ばない

⇆ 心室性期外収縮と病態の関係

期外収縮がたくさん出る（野球で例えると、たくさん打つけど飛ばない）ということは、心拍出量が減るということになります。

したがって、下記に紹介するような連発が多発すると、血圧が低下し失神のおそれがあります。特に心筋梗塞急性期では、期外収縮が好発し、心室頻拍・心室細動への移行率が高くなるので注意が必要です。

❓ 治療はどうする？

基礎疾患がなく、発生頻度が少なく症状が軽微な場合は、治療対象になりません。（経過観察）。心疾患があり、高頻度に出現する場合は、抗不整脈薬かβ遮断薬を使用します。薬物治療が無効または副作用で使用不能な場合、希望があればアブレーションの適応となります[14]。

♥ 看護ケアのポイント

心室性期外収縮は、発生頻度や基礎疾患によって危険度が変わってきます。

基礎疾患がなく単発で頻度が少なければ、様子をみてよいのですが、連発や頻度が多い場合や、多源性（形の違うPVCが出る事）・VFに移行しやすいR on T（VFの項目で紹介）には注意しましょう。血圧が低下するかどうかも重要なカギになります。

📞 電話報告のコツ

・発生時間・連発の頻度・血圧・心拍数・自覚症状を伝えよう。（※低カリウム血症が原因のことも多いので、採血データがあれば更に助かります。）

 「ヤギ先生、離床太郎さんが、今朝から心室性期外収縮が多発しています。10分前より5連発以上が頻繁に生じていて、血圧が80台で心拍数は100台です。浮遊感を訴えています。」

🐑 あるある失敗談

本当に心室性期外収縮？

右の心電図を見て、「楽勝！心室性期外収縮でしょ」と考えたみなさん、ちょっと待って。心室性期外収縮と思われる幅広QRSの直前に少し形の異なるP′波があります。これは"心房性"の期外収縮であり、「心室内変行伝導」によってP′波＋幅広QRS波となっています。早とちりは禁物ですね。

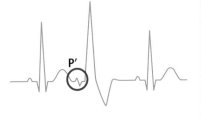

 Q&A あなたの素朴な疑問に答えます

Q 「～連発」と「～段脈」ってどう違うのでしょうか？

A 「～連発」は期外収縮が連続して出ますが、「～段脈」は正常の心拍と期外収縮とが交互に出ることをいいます。連発の方が心拍出量の低下が大きくなり、危険度が高くなります。

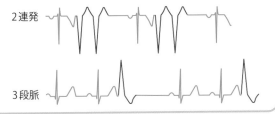

2連発

3段脈

危険な心室性期外収縮（PVC）代表的波形のまとめ

PVCにはLown分類に代表される波形の他にもざまざまな呼び名があります。ここでは代表的なPVC波形を紹介します。

多源性 形の違うPVCが混在	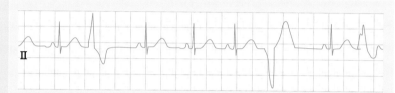
2連発 連続で2つ	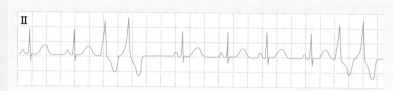
3連発 連続で3つ	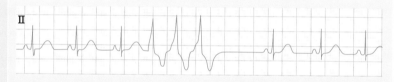
2段脈 交互にPVCが出現	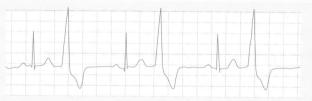
3段脈 3つ目にPVCが出現	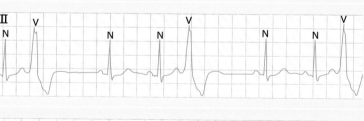
R on T 前のTに次のRが乗る	

心室性期外収縮と離床のリスク

　離床場面では、血行動態が不安定になるコントロール不良の不整脈出現に注意が必要です。心室性期外収縮においては、Lown分類4b以上では注意が必要です。また、多発性や多形性（多源性）も高リスクとする報告もあります[15]。これらの心室性期外収縮では、血行動態が不安定になる可能性がある事を念頭に置いて、血圧や自覚症状を評価していきます。

離床のコツ

離床時に注意が必要な心室性期外収縮

▶ 実践! 離床完全マニュアル2　P.100参照

以下の心室性期外収縮では、血行動態（＝血圧）が不安定になる恐れがあるため注意が必要です。

①多発性（30/時間以上）

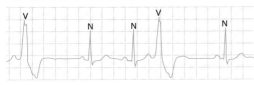

②多形性（形の違うPVCが混在）

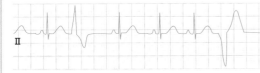

③3連発以上（連続で3つ）

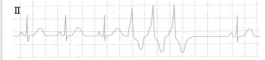

④R on T（前のT波にPVCが重なる）

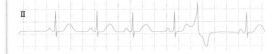

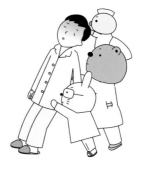

豆知識

離床中や離床後のPVC増加にも要注意

運動中や運動後の回復過程でPVCが増加する場合、心イベント発生率が上昇するとの長期予後を研究した報告もあります[16, 17]。離床時においても参考にしてみましょう。

心室頻拍
（VT: Ventricular tachycardia）

波形の特徴▶ ①幅広のQRSが3拍以上連続　②P波が確認できない

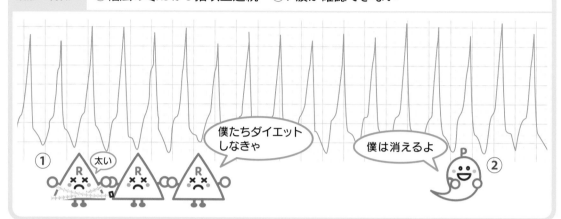

何が起こっているの？

洞結節ではなく、心室内で異所性興奮やリエントリー回路が連続して発生している状態です。心拍数は100〜250/分と頻脈になります。心房の興奮と心室の興奮は、1:1の関係にはなりません（房室解離）。

リエントリー回路　　異所性興奮

離床時の ここがポイント

離床とは無縁の、危険な不整脈です。離床は直ぐに中止し、おさまらなければ薬物療法を試みます。血圧低下・意識レベル低下をともなう場合は、救命処置が必要になることがあります。

血行動態が悪化しやすいため、失神して倒れることを想定し、転倒リスクの回避を考えます。座っていてVTになった時には寝かせましょう。

イメージで例えると

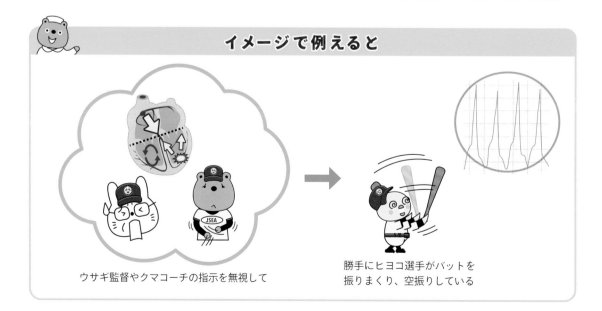

ウサギ監督やクマコーチの指示を無視して

勝手にヒヨコ選手がバットを振りまくり、空振りしている

⇆ 心室頻拍と病態の関係

心室の自動能が亢進しているものは、心拍出量が保て、末梢動脈の拍動が触知でき（脈ありVTという）、全く無症状だったり、動悸・胸部不快感が主症状で、予後良好なことが多いのが特徴です。しかし、リエントリー（興奮の旋回）を有するものでは、血行動態が悪化し、不安定（脈無しVTという）で、ショックをきたし、頻拍が激しいと、血圧が低下し心室細動に移行することもあります。

♥ 看護ケアのポイント

患者の観察

意識レベルの確認と、脈が触れるかどうかを確認します。脈あり・意識ありの場合は、血圧が低下していないか等を確認します。

取るべき行動

周りの人を呼び、救急処置の準備（救急カート、点滴ラインの確保、酸素投与、モニター装着）をしましょう。

？ 治療はどうする？

① 血行動態が安定していれば、抗不整脈薬を使用します。
② 脈を触知できなければ、通常は電気的除細動 Q P178参照 の適応です。脈を触れて意識があっても、必要に応じて行います。
③ 血圧低下・失神やショックを起こした場合は、救命処置が必要になります。
④ 根治療法は、カテーテルアブレーション又は除細動器植え込みとなります。

📞 電話報告のコツ

・意識レベルと、脈が触れるのかどうかを伝えます。脈ありか脈無しかで、その後の処置が大きく変わるためです。
・脈無しは心停止と同様ですので直ちに医師を呼ぶ必要があります。

「ヤギ先生、離床太郎さんが心室頻拍（VT）発症です。意識を消失して、脈が触れていません。直ぐ来てください。」

♥ ここがポイント

脈なしVTでは、AEDを準備します。電気ショックの通電時には他の人が患者さんに触れないように声掛けが重要です。

離れてください！

Q&A あなたの素朴な疑問に答えます

Q なぜVTにはP波がないのですか？

A
特にモニター心電図では、P波が確認できない場合が多いと思います。VTは、心室を起源とする頻拍性不整脈です。心室（ヒス束）に発生したリエントリーや、自動亢進により発生する不整脈であり、P波から始まる本来の刺激伝導系を介さないため、P波が確認できないのです。しかし、心室のリエントリーが逆行し、心房へ伝わる「房室解離」では、P′波を認める事があり、必ずしも「VT＝P波が確認できない」訳ではない事も頭に入れて置きましょう。

心室細動
（VF: Ventricular fibrillation）

波形の特徴▶ 全く無秩序な基線の揺れ

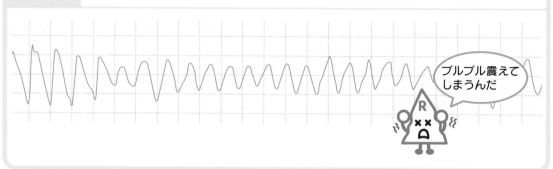

ブルブル震えて
しまうんだ

何が起こっているの？

心室のあちこちで異常な電気的興奮が無秩序に起こっている状態です。心室全体でのまとまった収縮はなくなり、心拍出量はほとんどゼロにになる致死性不整脈です。

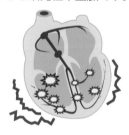

離床時の ここがポイント

離床は直ちに中止します。

治療しなければ、数分で死に至るような危険な不整脈です。救命治療のため、各施設で定められた初期対応を取ってください。抗不整脈薬が投与され、4～6時間以内に心室頻拍（VT）が出ていないことが、離床再開を検討相談する目安となります。

イメージで例えると

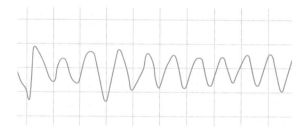

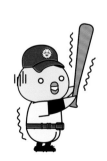

ヒヨコ選手がブルブル震えてバットを振れない状況

⇆ 心室細動と病態の関係

心室からの血液拍出（＝心拍出量）が無い状態です。そのため、死に至る最も危険な不整脈です。また、心室細動は心筋梗塞や心筋症など心筋障害や電解質異常の影響を受けますので、心不全や心原性ショックなどポンプ失調を有するかの確認が必要です。心室細動の再発防止には、アミオダロンの投与や植え込み型除細動器（ICD）の適応を考慮します。

? 治療はどうする？

直ちに電気的除細動を行います。無効ならば、心肺蘇生（CPR）と電気的除細動を繰り返します。その後、低酸素血症、・アシドーシス・電解質異常などを補正し、原因疾患の是正を図ります。

♥ 看護ケアのポイント

患者の観察

まずは、意識レベルと脈が触れるかを確認します。

心室細動では脈が触れません。心室頻拍では脈が触れる場合と触れない場合とがあり、それによってその先の処置が変わります。周りの人を呼び、救急カートの準備・点滴ラインの確保・酸素投与・モニター装着をします。

📞 電話報告のコツ

・心室細動は心停止と同じです。遭遇したら迅速な対応が重要です。治療しなければ、数分で死に至る危険な不整脈です。

「ヤギ先生、離床太郎さんが心室細動（VF）です。意識消失してCPRを行っています。直ぐに来てください。」

   豆知識

ご存じですか？心停止

心停止は①心室頻拍、②心室細動、③無脈性電気活動、④心静止の4つの総称です。

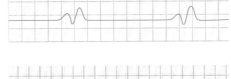

PEA（無脈性電気活動）
読み：ピーイーエー
波形はあっても心拍出はありません

Asystole（心静止）
読み：エーシストール
心臓は止まっています

 Q&A あなたの素朴な疑問に答えます

Q R on Tとは何でしょうか？

A 心室性期外収縮（PVC）の一種で、直前の心拍のT波に次の心拍のR波が乗っかってくるものです（ものすごく早くPVCが出ている）。心室細動の引き金になることで有名です。

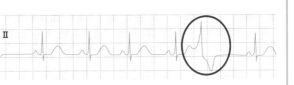

房室ブロック

房室ブロックは、心房と心室の間にブロック（伝導障害）が生じる刺激伝導異常の事です。房室ブロックは、重症度順に4つの分類に分けられます。

▶ 実践！離床完全マニュアル2 　P.101参照

ここがポイント

① 1度房室ブロック

🔍 P 83 参照

- 部位：心房内
- 性質：生理的
- 対応：経過観察（誘因となる薬確認）

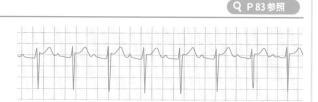

②-1 ウェンケバッハ型2度房室ブロック

🔍 P 85 参照

- 部位：心房内
- 性質：生理的
- 対応：経過観察（誘因となる薬確認）

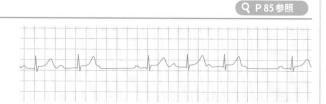

②-2 モービッツⅡ型2度房室ブロック

🔍 P 87 参照

- 部位：心室内（ヒス束以下）
- 性質：病的
- 対応：厳重に観察

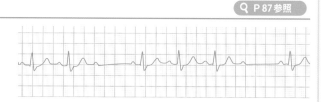

②-3 高度房室ブロック

- 部位：心室内（ヒス束以下）
- 性質：病的
- 対応：ペースメーカ

※モービッツⅡ型2度房室ブロックの重症な方

③ 3度房室ブロック

🔍 P 89 参照

- 部位：心室内（ヒス束以下）
- 性質：病的
- 対応：ペースメーカ

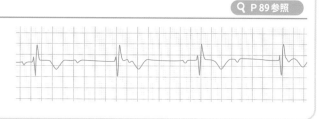

房室ブロック①
（1度房室ブロック）

波形の特徴▶ ①PQ間隔が延長している（0.21秒以上，小さいマス5つ以上）

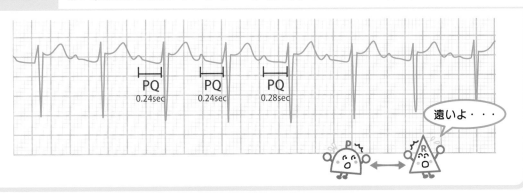

PQ 0.24sec　　PQ 0.24sec　　PQ 0.28sec

遠いよ・・・

何が起こっているの？

　心房と心室の間の房室伝導に、何らかの原因で障害が起こり、房室伝導時間が延長してしまう状態です。
正常でもみられることがあり、治療の対象とならない不整脈です。

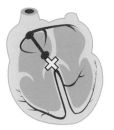

離床時の ここがポイント

　通常、1度房室ブロック自体が、離床の阻害要因となることはありません。しかし、β遮断薬やカルシウム拮抗薬などの薬剤が原因で発症することがあるため、投薬開始後にこの波形を認めた場合は、主治医に報告しましょう。ブロックが進行しなければ、経過観察しながら離床しましょう。

　ただし、虚血性心疾患や心筋症などが隠れている場合がありますので、心電図以外の検査と合わせて評価をしましょう。

イメージで例えると

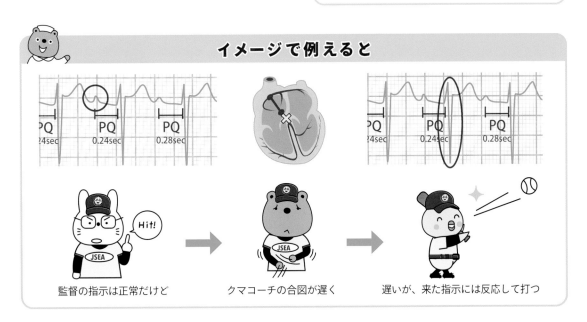

PQ 24sec　　PQ 0.24sec　　PQ 0.28sec

PQ 24sec　　PQ 0.24sec　　PQ 0.28sec

Hit!

監督の指示は正常だけど　→　クマコーチの合図が遅く　→　遅いが、来た指示には反応して打つ

⇆ 1度房室ブロックと病態の関係

高齢者では、加齢によって房室伝導が障害され、この不整脈を認めることがあります。その他、虚血性心疾患や心筋症などで、房室伝導が障害されて発症することもあるので、心電図以外の検査（心エコー・カテーテル検査）も行い、鑑別する必要があります。

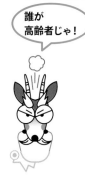

誰が
高齢者じゃ！

♥ 看護ケアのポイント

新規発症の1度房室ブロックでは、2〜3度の房室ブロックへと進行する可能性があります。迷走神経が興奮してくる夜間の波形などは定期的にチェックする必要があります。

また、運動負荷試験の後や、姿勢を変換した場合でも出現する可能性はあります。迷走神経反射（迷走神経の緊張）によって発作的な出現も報告されています。

? 治療はどうする？

特に治療は必要ないことが多いのですが、ブロックが進行する場合もあるため、しっかり経過観察しましょう。

また、迷走神経の興奮によって起こることが分かっているので、迷走神経の興奮を抑えるアトロピンを投与すると、PQ時間が短縮します。

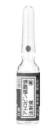

アトロピン硫酸塩
写真提供
ニプロESファーマ

📞 電話報告のコツ

・特に急いで電話報告する必要はありません。
・ジキタリス・β遮断薬・カルシウム拮抗薬が開始されて初めて認めた場合は、その旨を伝えましょう。

「ヤギ先生、離床太郎さんにβ遮断薬を〇日から開始しましたが、一度房室ブロックを認めています。経過観察しておきます。」

豆知識

1度房室ブロックは、病気だけではなく、トレーニングを積んだ運動選手・若い成人など、安静時に迷走神経（副交感神経）の働きが活発な人にも見られます。

運動負荷試験をした際、安静時には1度房室ブロックが出ていても、負荷が徐々に上がっていくとPQ間隔が正常になり、負荷試験終了後に1度房室ブロックに戻るというパターンもあります。

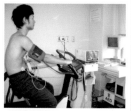

運動負荷試験

 Q&A あなたの素朴な疑問に答えます

Q P波からQ波の間に何が起こっているの？

A 心房の興奮は、房室結節・ヒス束・左右の脚・プルキンエ線維を経て、心室筋へ伝わります。P波からQ波の間は、心房の興奮〜ヒス束の電気の通り具合をみています。PQ間隔の異常は、障害部位により、3つに分けられます。①AHブロック（ヒス束よりも上のブロック）、②BHブロック（ヒス束内ブロック）③HVブロック（ヒス束よりも下のブロック）の3つです。

房室ブロック②-1
（ウェンケバッハ型2度房室ブロック）

波形の特徴▶ ①PQ間隔が徐々に延長する　②突然QRS-Tが消失
③その後PQ間隔は短くなって再度出現

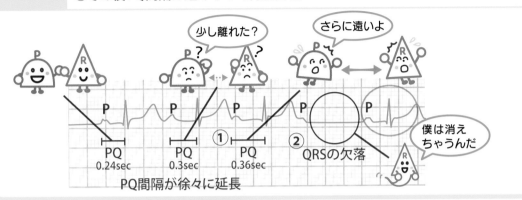

何が起こっているの？

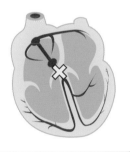

洞結節の機能は正常ですが、心房と心室の間の房室伝導に何らかの障害が起こり、徐々に房室伝導時間が延長し、やがて伝わらなくなっている状態です。積極的な治療の対象にはならない不整脈です。

離床時の ここがポイント

1度房室ブロック同様、ウェンケバッハ型2度房室ブロック自体が、離床の阻害因子となることはありません。しかし、ジキタリス・β遮断薬やカルシウム拮抗薬などの薬剤が原因で発症することがあるため、投薬開始後にこの波形を認めた場合は、主治医に報告しましょう。ブロックが進行しなければ経過観察でOKです。

虚血性心疾患や心筋症などが隠れているかもしれませんので、その他の検査と合わせて評価をしましょう。QRS-T波の脱落の程度によっては、胸部不快感が出る場合もあります。

イメージで例えると

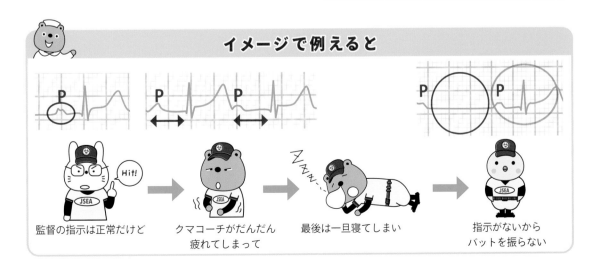

監督の指示は正常だけど　　クマコーチがだんだん疲れてしまって　　最後は一旦寝てしまい　　指示がないからバットを振らない

⇆ 房室ブロックと病態の関係

虚血性心疾患や心筋炎などで、房室伝導が障害されて発症することもあるので、心電図の検査（心エコー・カテーテル検査）と合わせて鑑別します。

その他にも、迷走神経の緊張や薬剤の影響、開胸術後（僧帽弁置換など）で認めることがあります。

♥ 看護ケアのポイント

ウェンケバッハ型では、その他の房室ブロックへ移行する可能性があります。副交感神経（迷走神経）が興奮してくる夜間の波形などは、定期的にチェックする必要があります。

また、いつからこの不整脈が認められているか（入院前？投薬開始後？など）をチェックするのも大切です。

? 治療はどうする？

特に治療は必要ないことが多いのですが、ブロックが進行する場合もあるため、しっかり経過観察しましょう。

📞 電話報告のコツ

・特に急いで電話報告する必要はありません。
・ジキタリス・β遮断薬・カルシウム拮抗薬が開始されて初めて認めた場合は、その旨を伝えましょう。

あせらず対応しよう！

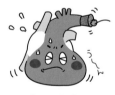

「ヤギ先生、離床太郎さんにβ遮断薬を○日から開始しましたが、ウェンケバッハ型房室ブロックを認めています。経過観察しておきます。」

 豆知識

β遮断薬 ▶実践! 離床完全マニュアル2 P.138参照

β遮断薬は、交感神経の働きを抑えて、血圧や心拍数を下げます。高血圧や頻脈性不整脈の治療に用いられます。しかし、薬理作用から徐脈性不整脈を誘発してしまうことがあります。

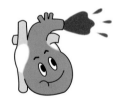

疲れた心臓　　β遮断薬投与後

 Q&A あなたの素朴な疑問に答えます

Q 2度の房室ブロックって、ウェンケバッハ型とモービッツⅡ型の房室ブロックがあるけど、注意が必要なのはどちらなの？

A 基本的には、ウェンケバッハ型の方が軽症です。モービッツⅡ型の房室ブロックでは、次の頁で詳しく記しますが、PQ間隔が次第に延長するということがないまま、突然QRS-T波の脱落が認められます。胸部不快感や労作時の息切れなどが現れる場合が多く、重症になるとアダムス・ストークス発作（失神など）が生じることがあるので、注意が必要です。

房室ブロック②-2
（モービッツ2型2度房室ブロック）

波形の特徴▶ ①PQ間隔は一定　②突然QRS波が脱落

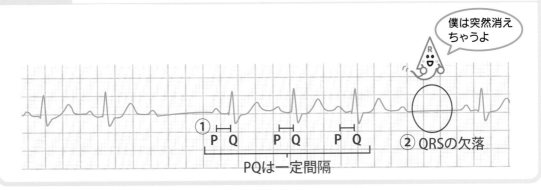

僕は突然消えちゃうよ

① PQ　PQ　PQ

② QRSの欠落

PQは一定間隔

何が起こっているの？

　洞結節の機能は正常ですが、心房と心室の間の興奮伝導が障害され、突然心室に興奮が伝わらなくなります。ヒス束と心室間の伝導障害が起きている不整脈です。

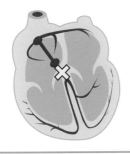

離床時の　ここがポイント

　離床をする前に、モニターでこの波形を見つけたら、まずは医師に報告しましょう。ウェンケバッハ型2度房室ブロックと比べると深刻で、ペースメーカ植込み P 180参照 が必要かもしれません。経過観察で離床が可能な場合もありますが、QRS-T波（心室収縮）の脱落の頻度が多いと、有効な心拍数が少なくなり、脈拍も遅くなり、胸部不快感や労作時の息切れなどの症状が現れるので、注意が必要です。

　さらに重症になると、有効な心拍が停止するため、脳への血流不足による失神をきたすことがあるため、かなり注意が必要です。徐脈による心内血栓の有無も評価のポイントです。

イメージで例えると

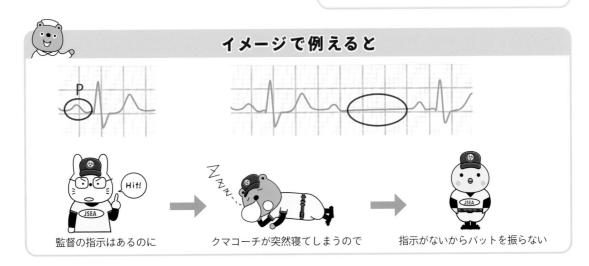

P

監督の指示はあるのに　→　クマコーチが突然寝てしまうので　→　指示がないからバットを振らない

Hit!

⇆ モービッツⅡ型房室ブロックと病態の関係

ウェンケバッハ型房室ブロックでは、房室伝導の機能的抑制（薬剤・迷走神経緊張・虚血）であるのに対して、モービッツⅡ型房室ブロックは、ヒス束以下の構造的破綻（壊死・線維化・梗塞）が原因とされています[18]。

♥ 看護ケアのポイント

心拍出量低下による血圧の低下、徐脈によるめまいや胸部症状、失神の有無を確認します。また、ペースメーカの適応になる可能性が高いため、モニターの記録、12誘導心電図の確認もします。徐脈を悪化させる薬が使われていないかの確認も必要です。

3度房室ブロックへ移行する可能性が高いため、要注意です！！

？ 治療はどうする？

さまざまな状況が予測されますが、心臓の傷害が進んでいて、アトロピンなど心拍数を増やす薬剤に対する反応が乏しいことが多い傾向があります。3度房室ブロックへの移行や、徐脈によるめまいや失神などの症状が出現すれば、ペースメーカ植込みが考慮されます。

📞 電話報告のコツ

・QRS-Tの脱落が認められた時は、まずはめまい・眼前暗黒感など、患者さんの自覚症状を確認しましょう。

・その後、症状に合わせた医師への電話連絡が必要となります。

「ヤギ先生、離床太郎さんが、モービッツⅡ型のブロックを認めており、めまいの訴えがありました。指示を頂けませんか？」

 豆知識

リードレスペースメーカ

2017年より世界最小のペースメーカが日本でも使用できるようになりました。従来は前胸壁の肩付近にペースメーカ本体を埋め込み、リード（電線）を経由して心臓内に電機刺激を伝えていました。これは小型でリードがないため、合併症や手術時間も少なくて済みます。

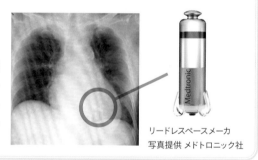

リードレスペースメーカ
写真提供 メドトロニック社

 Q&A　あなたの素朴な疑問に答えます

Q　モービッツⅡ型って言うけど、モービッツⅠ型ってあるの？

A　ズバリ！　モービッツⅠ型は、先に記載したウェンケバッハ型のことを指します。

1899年にオランダのウェンケバッハ先生が、周期的に心拍数の異常が出る場合があることを発見し、それは心房と心室の間に異常があるのだと考えていました。そして、1906年、心電図の装置が350kgほどだった頃に、心電図を計測しています。1924年ドイツ人医師モービッツ先生によってⅠ型とⅡ型に分類されました。100年以上昔に見つかった心電図異常が、今もなお現代に残っているのです。ロマンを感じますね。

房室ブロック③
完全房室ブロック(3度房室ブロック)

波形の特徴▶ ①PP間隔は一定　②RR間隔も一定　③P波とQRS波の出現に繋がりがない
④QRS波がP波より少ない　⑤補充調律のため、QRS波形が異なる。

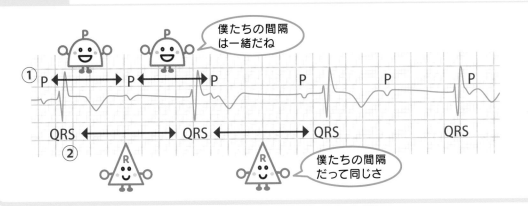

僕たちの間隔
は一緒だね

僕たちの間隔
だって同じさ

何が起こっているの?

　心房の刺激が全く心室に伝わらず、心房と心室が無関係に完全に独立して動く状態になっています。その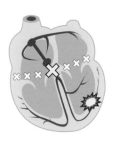ため、心室は最低限の心拍数を補うかのように、独自のリズムで興奮します(補充調律)。房室ブロックの中で最も重症な不整脈です。

離床時の ここがポイント

　完全房室ブロックによる症状は、無症状のものから、失神から心停止など様々です。また、徐脈により心不全を発症し、息切れや呼吸困難などの症状が出現する場合もあります。
　基本的には、ペースメーカ植込みの適応になります　P180参照 。なかでも、幅広いQRS波やQT延長・徐脈など、何らかの症状の出現がある場合は、緊急性が高いです。離床をする前に、心電図でこの不整脈の有無を確認する必要があります。発見した場合は、症状の確認を直ちに行いましょう。

イメージで例えると

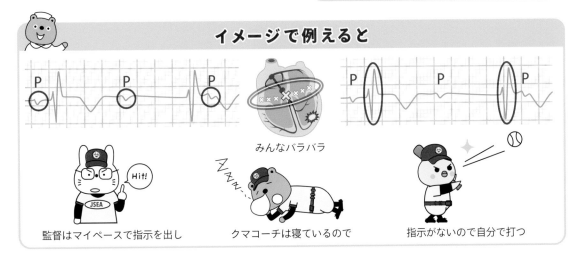

みんなバラバラ

監督はマイペースで指示を出し

クマコーチは寝ているので

指示がないので自分で打つ

⇆ 房室ブロックと病態の関係

虚血性心疾患、心筋症、心筋炎、薬剤性（β遮断薬・Ca拮抗薬）など、原因は様々ですが、ほとんどがヒス束以下の器質的異常によって発生します。

β遮断薬

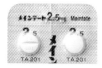

Ca拮抗薬

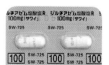

写真提供 田辺三菱製薬 　　写真提供 沢井製薬

？ 治療はどうする？

治療は、症状の有無にかかわらず、ペースメーカー植込みの適応です。徐脈によるめまいや、意識消失といった症状がある場合は、緊急で一時ペースメーカ植え込み手術を行います。

急性心筋梗塞、特に右冠動脈の閉塞が原因となる下壁梗塞で出現した3度の房室ブロックでは、再灌流療法で血流が戻った場合、自然に回復する可能性があります。

♥ 看護ケアのポイント

3度房室ブロックのように、洞結節からの刺激が房室結節以下に伝わらない場合、房室接合部や心室といった下位の中枢がその代わりを務め、自発的に収縮刺激を出します。

心不全増悪や心停止、QT延長によるトルサード・ド・ポワントなどの危険な不整脈が出現しやすく、より重症と考える必要があります。心拍数とQRS波の形（補充収縮）、患者さんの自覚症状の有無をチェックするようにしましょう。

📞 電話報告のコツ

・急いで主治医に連絡し、心拍数と補充調律の有無を報告しましょう。
・同時に、患者さんのところへ行き、症状の確認（めまい、意識消失）も必要です。

「ヤギ先生、離床太郎さんが完全房室ブロックを認めており、心拍数は30で、補充調律が出現しています。めまいと脱力感が出現しているようです。」

Q&A　あなたの素朴な疑問に答えます

Q 同じ完全房室ブロックでも重症度に違いは出るのでしょうか？

A 完全房室ブロックは、房室ブロックの中でも最も緊急性が高い不整脈です。その中でも心拍数（＝QRS波の数）が遅く、QRS幅が広いものほど重症度が高いと考えられています。完全房室ブロックでは、心室は独自の調律で動きますが、これを補充調律といいます。補充調律の中枢が、房室結節やヒス束から発生しているものは、心拍数40〜60回/分、これより下位の心室筋から発生しているものは、20〜40回/分となります。より下位から発生する補充調律の方が、心拍数は遅く、QRS幅は広くなり、心室は不安定になるため注意が必要というわけです。

右脚ブロック
（RBBB: Right bundle branch block）

波形の特徴▶
① QRSの幅が広い
② V1がrsR′型でT波が陰性
③ Ⅰ・aVL・V5・V6でS波の幅が広く、T波陽性。

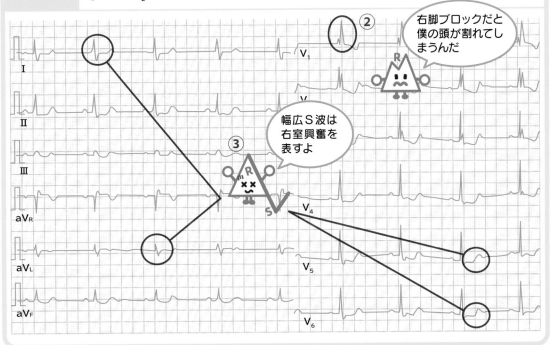

右脚ブロックだと僕の頭が割れてしまうんだ

幅広S波は右室興奮を表すよ

何が起こっているの？

　右脚ブロックとは、右室の興奮に遅れが生じる不整脈です。刺激伝導は通常、ヒス束から右脚、左脚（前枝・後枝）に分岐しますが、右脚ブロックは、右室への刺激が左脚からくるため、少しだけ遅れて右室が興奮します。そのため、V1でrsR′波（QRS波が割れたような形）になります。QRS幅の狭い右脚ブロックは、不完全右脚ブロックといいます。

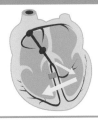

イメージで例えると

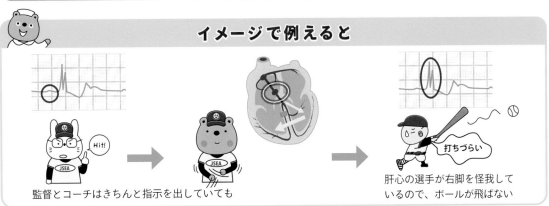

監督とコーチはきちんと指示を出していても

肝心の選手が右脚を怪我しているので、ボールが飛ばない

右脚ブロックがあるだけなら、離床を中止する必要はありません。しかし、単なる右脚ブロックにみえても、虚血性心疾患が隠れている可能性もあるため、離床の際「もしかして胸痛が出るかも」と注意はしておきしましょう。

⇆ 右脚ブロックと病態の関係

　右脚ブロックは正常な人でも認められる不整脈で、右脚ブロック自体が悪さをすることはありません。

　しかしながら、心筋梗塞後や心不全発症後に新たに右脚ブロックが発生した患者さんは、そうでない患者さんに比べ、予後が不良であったとの報告もあります。また、糖尿病、高血圧と関連しているとの報告もあります。

♥ 看護ケアのポイント

　右脚ブロックを見つけた場合は、必ず前回の心電図と比べ、新たに出現したものかどうかを確認する必要があります。

　右脚ブロックの原因（虚血性心疾患・高血圧性心筋症・心膜炎・心筋炎など）について医師と一緒に話し合い、それに対して適当なケアを検討しましょう。

？ 治療はどうする？

　学校や職場の検診で見つかることがありますが、基本的には治療は必要ありません。

　しかし、右脚ブロックになる原因がないか、心電図だけではなく、心エコー図検査、運動負荷試験などで調べておく必要はあります。また、家族に突然死した人がいないかの聴取も必要です。

☎ 電話報告のコツ

・特に急いで報告をする必要はありません。しかし、胸痛を訴えて、新たに右脚ブロックを認めた場合は、虚血発作である可能性が否定できないため、直ちに電話しましょう。

　「ヤギ先生、離床太郎さんが△分前から胸痛の訴えており、心電図で右脚ブロックが新たに出現しています。」

Q&A　あなたの素朴な
　　　疑問に答えます

Q 右脚ブロックと左脚ブロック、どちらが要注意ですか？

A　基本的に右脚ブロックは、左脚ブロックに比べ、問題のないことが多いとされています。
一方で左脚ブロックは、心臓の病気との関連が強く、心不全の原因となる事がありCRT（心臓再同期療法・両心室ペーシング）の適応になります。左心室の機能は循環動態に与える影響が大きいため、左脚ブロックは注意が必要です。

左脚ブロック
（LBBB: Left bundle branch block）

波形の特徴▶
① QRSの幅が広い
② V1がrS型でS波が深い。　T波は陽性で高い
③ Ⅰ・aVL・V5・V6のQRS波は上向きで、分裂またはノッチを認める。

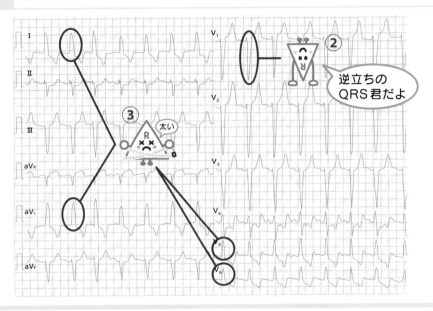

逆立ちの
QRS君だよ

太い

2 章

何が起こっているの？

　左脚ブロックとは、左室の興奮に遅れが生じる不整脈です。左脚ブロックの刺激伝導は、通常と異なり、左室への刺激が右脚からくるため、少しだけ遅れて左室が興奮します。

離床時の　ここがポイント

　左脚ブロックの発生だけでは、離床を中止する必要はありません。しかし、左脚ブロックは、虚血性心疾患が隠れている可能性もあるため、離床の際「もしかして胸痛が出るかも」といったリスク管理をしておきましょう。

イメージで例えると

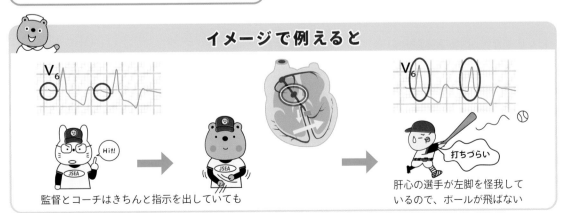

監督とコーチはきちんと指示を出していても

肝心の選手が左脚を怪我しているので、ボールが飛ばない

打ちづらい

⇆ 左脚ブロックと病態の関係

左脚ブロックは、それ自体が悪さをすることはありません。

しかしながら、左脚ブロックは高血圧・冠動脈疾患・拡張型心筋症・TAVI（下記参照）術後・アミロイドーシス・心筋緻密化障害など、数多くの心疾患との関連が報告されています。そのため、原因となっている基礎疾患に対する看護・アプローチが必要です。

？ 治療はどうする？

左脚ブロックは、右脚ブロックと違い、心臓の病気が隠れていることが多いとされています。

また、左脚ブロックは、左室の収縮に時間的なズレが生じて起こるため、心収縮力が低下します。両心室のペーシングによる心臓再同期療法（CRT） 🔍 P184参照 が必要な場合もあります。

♥ 看護ケアのポイント

左脚ブロックを見つけた場合は、必ず前回の心電図と比べ、新たに出現したものかどうかを確認する必要があります。

脚ブロックの原因（虚血性心疾患・高血圧性心筋症・心膜炎・心筋炎など）について医師と一緒に話し合い、それに対して適当なケアを検討しましょう。

📞 電話報告のコツ

・特に急いで報告をする必要はありません。しかし、胸痛を訴えて、新たに左脚ブロックを認めた場合は虚血発作である可能性が否定できないため、直ちに電話しましょう。

「ヤギ先生、離床太郎さんが○分前から胸痛の訴えがあり、心電図で左脚ブロックが新たに出現しています。」

   豆 知 識

ご存知ですか？「TAVI」

TAVIは、Transcatheter aortic valve implantation（経カテーテル的大動脈弁植え込み術）の略で、大動脈弁狭窄症に対して、胸を開かず、心臓を止めることなく、人工弁を大動脈弁のところに装着するカテーテル治療です。日本では2013年から保険適用になりました。

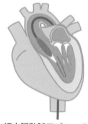 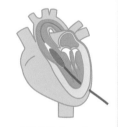

経大腿動脈アプローチ　　　経心尖アプローチ

 Q&A あなたの素朴な疑問に答えます

Q CRT（心臓再同期療法）ってなんですか？ 🔍 P184参照

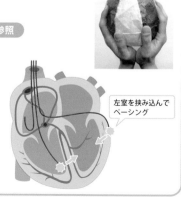

A CRTとは、心臓のポンプ機能を電気の刺激によってサポートする治療方法です。本来心室においては、右心室と左心室に同時に電気的興奮が伝わり、左右両方の心室が均等な動きをします。しかし、左脚ブロックのような左右の心室の動きが、時間差で生じる場合には、ペースメーカを用いて左右の電気信号の順序を整えることで、心臓のポンプ機能が助けられます。このような治療をCRTといいます。また、両心室ペーシングとも呼ばれています。

左室を挟み込んでペーシング

心室瘤
（Ventricular aneurysm）

波形の特徴▶ 異常Q波のある誘導（梗塞部位）において上方凸のST上昇
（発症後数週間以上持続することで疑われる）

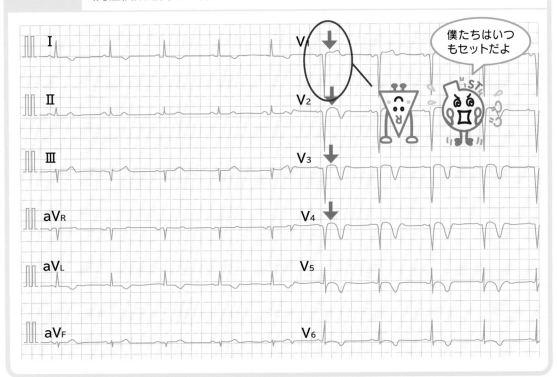

何が起こっているの？

心筋梗塞後の心筋は、薄くもろくなります。心室瘤は収縮能の消失した梗塞部が、限局的に瘤（こぶ）状に突出した状態です。

心室瘤は、心筋の全層に傷害が及んだ貫壁性の心筋傷害であり、心電図変化ではST上昇を示します。右の画像では心尖部に20mm大の心室瘤を認めます。

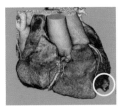

心臓造影3DCT

胸部CT水平断像の画像

イメージで例えると

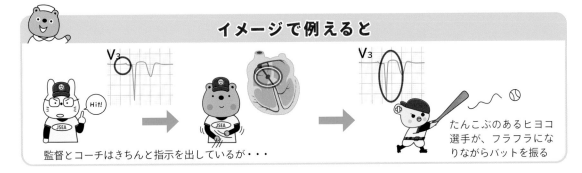

監督とコーチはきちんと指示を出しているが・・・

たんこぶのあるヒヨコ選手が、フラフラになりながらバットを振る

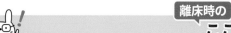

離床時の ここがポイント

　心室瘤は、急性心筋梗塞患者さんの5〜35%に見られます。左冠動脈の左前下行枝の梗塞により、心尖部や前壁中隔に心室瘤が形成されることが多いといわれます。
　急性期は心破裂を合併することがあり、胸部症状（胸痛・呼吸困難・息切れ・動悸など）に注意しながら離床を進めます。慢性期も同様で、バイタルサインを確認し、胸部症状に注意します。

⇆ 心室瘤と病態の関係

　心拍出量は、左心室筋の収縮により決まります。心室瘤ができると、心室の収縮能力が弱くなり、心機能低下・心不全を引き起こします。また、左室瘤は、心室頻拍などの重症不整脈・左室内血栓および塞栓の原因となります。

♥ 看護ケアのポイント

　慢性期の心室瘤自体は、胸部症状がなくバイタルサインは不変です。前側壁梗塞に続発することが多いため、主にV1〜V6でST上昇があります。また、急性期の心筋梗塞のような経時的な心電図変化はありません。
　看護ケアは、急性期と同様、指示された安静度に応じ離床を進めます。心不全症状と胸痛に注意します。

? 治療はどうする？

　心不全と同様の内科的治療を行います。心臓の負担を軽くするようなACE阻害薬やβ遮断薬などを使い、左室内血栓形成とそれによる塞栓症の予防のため、抗凝固療法が行われます。
　心不全症状が重度な場合は、外科的治療で心室瘤を切除し、心機能を向上させます。

📞 電話報告のコツ

「ヤギ先生、心筋梗塞後心室瘤疑いの患者さんですが、10分前より胸部不快感と呼吸困難があります。V1〜V4誘導で、QSパターン・STが上昇しています。」

Q&A あなたの素朴な疑問に答えます

Q 心室瘤は、心電図の他にどのような検査で発見されますか？

A 　まず心エコーで、壁に周囲の心筋から突出したようにみえる瘤を認めます。心室瘤の部位やその周囲は、無収縮や奇異性運動（収縮期に縮まずに逆に瘤の突出傾向が目立つなど）といった壁運動異常があります。また、造影剤を使用した心臓CTでは、心臓の構造以外に心機能や血流など、多くの情報を得ることができます。

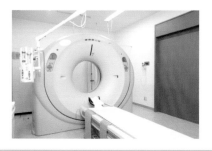

心膜炎
(Pericarditis)

波形の特徴▶ ①広範囲（aVR以外）の誘導で下方凸のST上昇
②aVRのPQ部分の上昇、他の誘導はPQ部分が低下

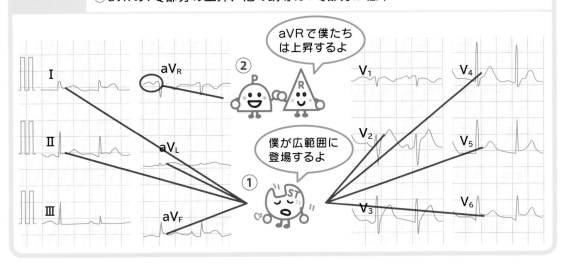

aVRで僕たちは上昇するよ

僕が広範囲に登場するよ

何が起こっているの？

　心膜炎は、心外膜（壁側心膜）～心内膜（臓側心膜）にかけての広い範囲での炎症性変化の事をいいます。心膜炎で広範囲にST上昇が出現するのは、炎症が心膜腔全体に広がり、傷害電流が心内膜側から心膜（心外膜）側へ向かって発生するためです。心膜炎によって心膜腔に水（心嚢液）が貯まると、心タンポナーデに進展してしまうこともあります。

両方の心膜に炎症が生じる
壁側心膜
心膜腔
臓側心膜
右室内腔
心室中隔
左室内腔
左室心筋壁
傷害電流の発生
右室心筋壁

正常
心嚢液
心外膜

心タンポナーデ
大量の心嚢液が貯留し、心機能に障害が生じる

イメージで例えると

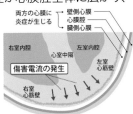
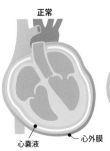
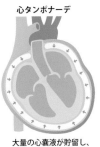

監督とコーチはきちんと指示を出しているが・・・

風邪をひいたヒヨコ選手が、かろうじてバットを振っている

急性心膜炎の原因の多くは、ウイルスによると考えられています。患者さんは胸痛を訴え、吸気や咳嗽で悪化し、坐位の前傾姿勢で改善するといった特徴があります。発熱がある場合は頻脈も伴います。また、感冒様症状（咳・悪寒など）を中心とした症状があり、呼吸により胸部痛が強くなります。筆者は、ICUにて深頸部膿瘍の患者さんが術後炎症の波及により心膜炎を発症し、心電図変化をきたした症例を経験しました。離床は、胸痛・頻呼吸に注意しながら、段階的に進めました。

⇆ 心膜炎と病態の関係

ヨーロッパ心臓学会のガイドライン[19)]によると、下記の症状のうち少なくとも2つを満たすことが診断上必要とされます。
① 胸痛
② 心膜摩擦音（聴診所見）
③ 心電図変化
④ 心嚢液貯留

心電図変化は、約60〜80%の症例に認められます。

? 治療はどうする？

まず、安静とし、炎症に対し消炎鎮痛剤やステロイド剤を使用して様子をみます。心タンポナーデの所見があれば心嚢穿刺、心嚢液排液をします。一般的な治療としては、内科的治療で改善がなければ外科的治療（心膜切除術）を行います。

♥ 看護ケアのポイント

心膜炎は、胸痛・発熱など多彩な症状を引き起こします。

胸痛は体位により症状に変動があるので、安楽な体位をとらせるようにします。また、心嚢液が増加することで、心タンポナーデになります。血圧低下・頻脈などバイタルサインの変動に注意します。心嚢ドレーン（心嚢液排液用チューブ）が留置されている場合、排液量や性状を観察します。

☎ 電話報告のコツ

「ヤギ先生、急性心膜炎で入院している離床太郎さんが、10分程前より、前胸部痛・労作時呼吸困難を訴えています。体温38℃、血圧78/50、頸静脈怒張を認め、心タンポナーデの疑いがあります。」

臨床のコツ

心膜炎の心電図変化

ST上昇といえば心筋梗塞ですが、心筋梗塞と異なり、心膜炎では鏡像変化（ST上昇を認める誘導の反対側の誘導でのST低下）は認めません。また、炎症の回復とともに心電図は正常化します。心膜炎は全周性に心筋が傷害されるため、心房筋にも炎症が波及し、心房を反映するaVRにおいてPQ部分が上昇します。このPQ部分の変化は急性心膜炎に特徴的な所見です。心嚢液が貯留すると、全誘導で低電位を認めます。

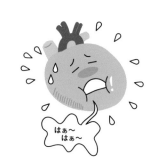

はぁ〜
はぁ〜

ブルガダ症候群
（Brugada syndrome）

波形の特徴▶
①完全あるいは不完全右脚ブロック様QRS波形
②V1～V2の著しいST上昇（Brugada型心電図）　③Coved型とSaddle back型

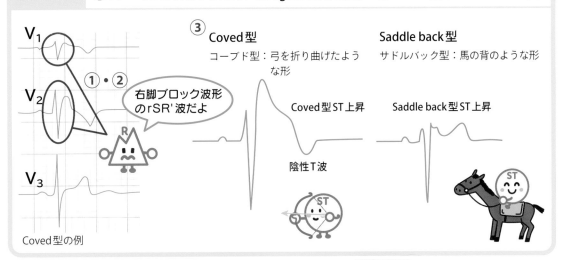

③ Coved型
コーブド型：弓を折り曲げたような形

Coved型ST上昇

陰性T波

Saddle back型
サドルバック型：馬の背のような形

Saddle back型ST上昇

① ・ ②

右脚ブロック波形のrSR'波だよ

Coved型の例

何が起こっているの？

刺激伝導系は正常に働いているのですが、Naチャネルの先天的異常により心室細動を起こす危険がある病態をブルガダ症候群といいます。ある日突然、特に就寝中に心室細動を起こすことが多いとされています。

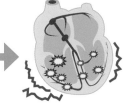

離床時の ここがポイント

「今までに失神発作を起こしたことがあるか」によって治療方針が決まります。失神発作を起こしたことがなければ、経過観察となり、あれば植え込み型除細動器（ICD）が必要となります。

治療方針が決定されるまで、離床は見合わせます。

イメージで例えると

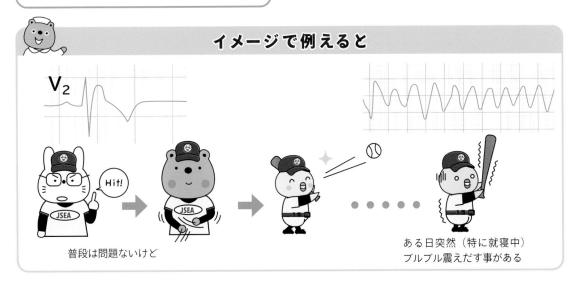

普段は問題ないけど

ある日突然（特に就寝中）
ブルブル震えだす事がある

⇆ ブルガダ症候群と病態の関係

1992年にBrugadaらは、右脚ブロック型の QRS波形を有した患者さんに突然死が起こることを報告し、この病態がブルガダ症候群と呼ばれるようになりました。はっきりした原因（心筋梗塞や狭心症など）が無いのに、心室細動という全く血液が送り出せない致死的不整脈を起こし、若年者（男性が多い）の突然死の原因になります。

♥ 看護ケアのポイント

ブルガダ症候群の心電図所見があっても、失神の原因が心室細動でない場合もあります。一過性の意識消失の原因として、迷走神経性・起立性低血圧・徐脈・てんかん、などのブルガダ症候群以外の原因もあります。これらの鑑別にも注意しましょう。夜間睡眠中に失神し突然死することが多くブルガダ症候群の方が入院した時は夜間のアラームに留意しましょう。

? 治療はどうする？

心電図所見があるだけで症状がなければ、外来通院などで経過観察を行います。心室細動発作による失神が起きたことのある例では（または家族歴がある場合）除細動器植え込み P186参照 の適応となります。

ICD
写真提供 メドトロニック

📞 電話報告のコツ

・現在の意識状態と失神の誘因が分かっていればそれを伝えよう。

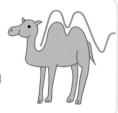

「ヤギ先生、離床太郎さんが心室細動を起こしてます。直前はST上昇でしたが、胸痛などの自覚症状はなく、ブルガダの既往がありました。至急対応をお願いします。」

Column

こぶ型に要注意!?

Coved型（コーブド型）の覚え方として、筆者は昔、先輩からラクダの「こぶ型」と覚えるように言われました。確かに形が似ていますね。

Q&A あなたの素朴な
疑問に答えます

Q ブルガダ症候群の「Coved型」と「Saddle-back型」ではどちらが危険ですか？

A Coved（コーブド）型です。若年男性の突然死の原因となりうるブルガダ症候群ですが、実は心電図異常のある方のほとんどは、生涯心室細動発作を起こさず無症状の経過をたどる事も多く、予後が良好と考えられています。ただし、的確に発作の危険性を見分けることは出来ないため、カテーテル検査など種々の検査の組み合わせができる循環器の専門施設の受診が必要です。

たこつぼ心筋症
（Takotsubo cardiomyopathy）

緊急度
中
心不全に要注意！

波形の特徴 ▶
① 急性期は広範な誘導でST上昇
② 継時的にT波が陰転しQTが延長し、時に巨大陰性T波を認める

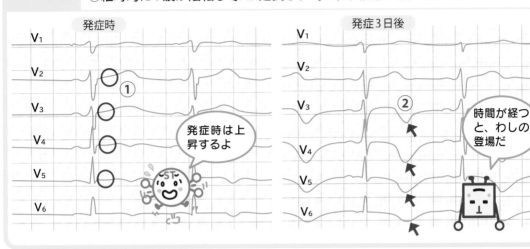

発症時
発症3日後

① 発症時は上昇するよ

② 時間が経つと、わしの登場だ

何が起こっているの？

　たこつぼ心筋症とは、非常に強い感情的・身体的ストレスが発症要因となり、心機能が損なわれる疾患です。冠動脈走行からは説明できない左室の壁運動異常があるのが特徴です。胸痛や呼吸困難があり、症状は心筋梗塞と似ています。収縮期の心基部は過剰に収縮しますが、それ以外の心尖部周囲にかけては風船のように膨らみ無収縮です。収縮期の左室形態がたこつぼに似ていることから命名されました。

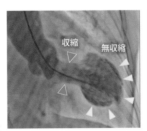
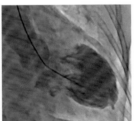

収縮　無収縮

左室造影収縮期　　　　　拡張期

イメージで例えると

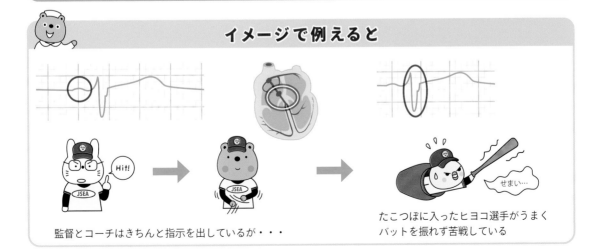

監督とコーチはきちんと指示を出しているが・・・

たこつぼに入ったヒヨコ選手がうまくバットを振れず苦戦している

ここがポイント

　心電図上でST上昇があれば心筋梗塞を疑い、一旦離床は中止し医師に報告します。12誘導心電図・心エコー・冠動脈造影・左室造影にて心筋梗塞が否定され、たこつぼ心筋症の診断がついたら離床を開始します。心不全を併発すると、息苦しさなど胸部症状がありますので、バイタルに注意しながら離床を行います。また致死性不整脈（心室頻拍・心室細動）をきたすことがありますので、モニター心電図下での離床を行います。

⇌ たこつぼ心筋症と病態の関係

　たこつぼ心筋症の発生頻度は、急性冠症候群の約2％とされます。左室心尖部の収縮異常は数日～数週間で正常化し、予後は良好な疾患です。しかし急性期合併症として、心破裂や心原性ショック・致死的不整脈・心原性塞栓症などが報告されています。持続的ST上昇は心破裂のリスク、QTの高度延長は致死性不整脈のリスクが高いとされ注意が必要です。

？ 治療はどうする？

① 心不全治療として、利尿薬（フロセミド）・血管拡張薬（ニトログリセリンなど）
② 左室内血栓に対し抗凝固療法（ワルファリンなど）
③ 身体的ストレス（疼痛）に対しては、鎮痛薬を検討します。

▶ 実践！離床完全マニュアル2　P.143参照

♥ 看護ケアのポイント

　まず原因となった精神的・身体的ストレスの改善が大切です。そのためにコミュニケーションをしっかりとり、環境を整えます。また高齢の患者さんが多いため、不眠やせん妄・認知機能低下への対応が必要です。

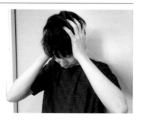

　心不全の増悪によるバイタルサインの急激な変化には注意します。抗凝固療法を行っている患者さんに対しては、出血の合併症にも注意が必要です。

📞 電話報告のコツ

「ヤギ先生、クモ膜下出血で入院中の離床太郎さんが、10分前より胸部痛を訴えています。胸部誘導でST上昇があります。血圧122/80、心拍数100、呼吸数25で息苦しそうです。」

ここに注意！

たこつぼ心電図の特徴

　たこつぼ心筋症の急性期は、広範な誘導でST上昇があります。胸部誘導にST上昇を認めることが多く、急性心筋梗塞の前側壁梗塞の心電図に似ていますが、異常Q波や鏡像変化は少ないとされています。また、たこつぼ心筋症の判別には、aVRでのST低下・V1でST上昇がないことが有用であると報告されています[20]。確定診断は、冠動脈造影・左室造影により行われます。実際には、冠動脈造影で血管に明らかな狭窄・閉塞がないのを確かめることで、急性心筋梗塞を除外します。

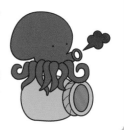

高カリウム血症
(Hyperkalemia) 高値 5.0mEq/L 以上

緊急度

中

心電図変化に要注意！

波形の特徴▶ ① テントT波を認める ②（進行すると）P波消失・減高

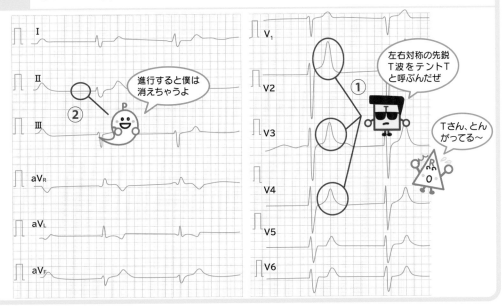

何が起こっているの？

　カリウムは、心筋の再分極（第3相）に関わる主役です。高カリウム血症では、再分極相で細胞外に流れるK^+が増加するため、活動電位の持続時間が短縮します。再分極過程は、心電図のT波にあたるため、T波が先鋭化します。また、高カリウム血症が高度になると細胞内外の濃度の差が小さくなり、カリウムが流れ出にくくなり、細胞膜の電位が小さくなります。すると心筋が興奮しづらくなり、また伝導も遅くなります。その結果、房室ブロックや徐脈性不整脈、重症だと心停止になります[21]。

　血清カリウム値 10mEq/L 以上では、心停止あるいは心室細動を起こすリスクが高くなります。

血清カリウム値の変化における心筋活動電位と心電図変化[22] 改変

1相 2相
0相 3相
-90mV 4相

テント状T波

正常 高カリウム血症

イメージで例えると

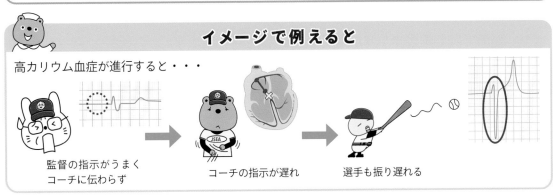

高カリウム血症が進行すると・・・

監督の指示がうまくコーチに伝わらず → コーチの指示が遅れ → 選手も振り遅れる

高カリウム血症では、脱力・筋力低下などの神経・筋症状が出現します。したがって転倒には注意が必要です。高カリウム血症が重度の場合は、心室細動や心停止になります。

　心疾患に合併した高カリウム血症では、運動負荷に比例して増悪し、嫌気性代謝閾値を超えると増悪の程度がさらに大きくなる[21]といわれるので、負荷量に注意が必要です。血清カリウム値を確認するとともに、心電図変化を確認し、不整脈が生じている場合は離床を中止します。

⇌ 高カリウム血症と病態の関係

　高カリウム血症の原因には、腎不全・アシドーシス・カリウムの過剰摂取・一部の降圧剤などが挙げられます。また、高血糖により血漿膠質浸透圧が上昇して、カリウムが細胞外に流出した場合でも発症します。一般的に心電図変化は、カリウム濃度が6〜7mEq/Lで出現します。慢性的な高カリウム血症では、8〜9mEq/Lまで正常のこともあります[23]。

♥ 看護ケアのポイント

　心不全の患者さんは高リスクになります。特にACE阻害薬、アルドステロン拮抗薬を使用している方は注意します。

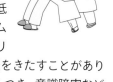

　また、腎不全で腎機能が低下すると、腎臓からのカリウム排泄が阻害されるため高カリウム血症になり、高度の徐脈をきたすことがあります。症状としてめまい、ふらつき、意識障害などがありますので症状観察を入念に行いましょう。

❓ 治療はどうする？

① 軽度の場合は、カリウムの摂取量を減らします。また、高血圧や慢性心不全に使用される、ACE阻害薬・アンジオテンシン受容体拮抗薬（ARB）・アルドステロン拮抗薬などは、腎臓からカリウムの排泄を抑制するため中止します。腎機能が良ければ利尿薬を投与します。

② 中等度から重度の場合（血清カリウム値6.0mEq/L以上）は、直ちにカリウム濃度を下げる必要があります。心臓を保護するためにカルシウム製剤を静脈内投与します。続いてGI療法（ブドウ糖とインスリンの両方の投与）で細胞内にカリウムを取り込ませます。腎機能が著しく低下している場合は、透析でカリウムを取り除く必要があります。

📞 電話報告のコツ

「ヤギ先生、離床太郎さんが起床後からぼ〜っとしており、起きるとふらつきがあります。心電図変化として、T波の増高を認めます。血清カリウム値は6.5です。」

Q&A　あなたの素朴な疑問に答えます

Q 臨床では心電図上T波が増高している症例を見ます。高カリウム血症以外にどのような症例がありますか？

A　T波増高とは、T波がR波の1/2を越える場合です。心筋梗塞発症後30分程度までの超急性期には、高カリウム血症に類似したT波増高のみが観察されます。心電図変化の推移とともに、バイタル変化・胸部症状の確認が必要です。また左室肥大により心負荷が増大すると、R波の増高も伴うT波の増高・先鋭化があります。他には、健常若年者や甲状腺機能亢進症・交感神経緊張状態でも見られることがあります[24]。

低カリウム血症

（Hypokalemia）低値 3.0mEq/L 以下

緊急度
中
QT延長に要注意！

波形の特徴▶ ①ST低下　②T波の平坦化　③U波増高　④QT延長

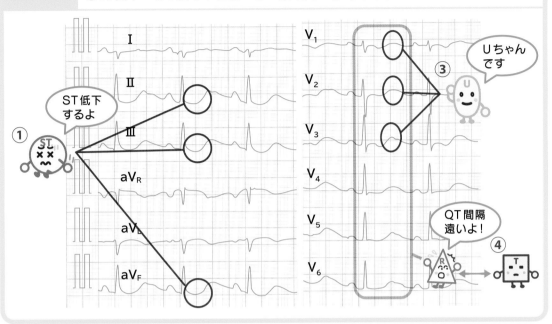

何が起こっているの？

　血清カリウム値が低下すると、心臓の自動能亢進・伝導抑制・不能期の不均一な延長が起こります。低カリウム血症は、静止膜電位（第4相）が深くなり、活動電位立ち上がり速度が増加し、伝導時間は延長します。第3相が遅延し、活動持続時間が延長するため、QT間隔は延長します。また、ST低下・T波の平坦化・U波の増高も見られます。

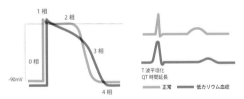

血清カリウム値の変化における心筋活動電位と心電図変化[22]改変

イメージで例えると

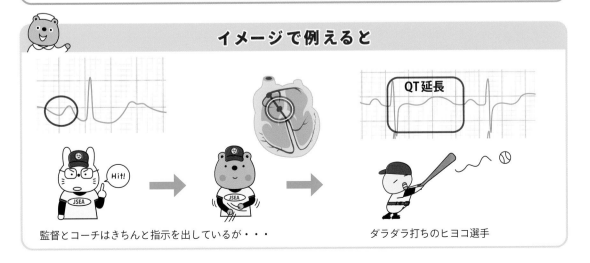

監督とコーチはきちんと指示を出しているが・・・　　　　ダラダラ打ちのヒヨコ選手

血清カリウム値が低下し、心電図上QT延長、U波を認めたら離床は中止します。軽度の場合は無症状のことが多いのですが、中等度になると、嘔気・脱力・筋力低下などの消化器や骨格筋に症状が現れます。そして重度になると、四肢や呼吸筋麻痺・イレウスも引き起こします。また、心不全などの心疾患を抱えている患者さんの場合、致死性不整脈（心室頻拍・心室細動）を招きやすいため、低カリウム血症の症状が軽度であっても注意が必要です。

⇋ 低カリウム血症と病態の関係

　低カリウム血症の原因には、嘔吐や下痢・アルカローシス・カリウム摂取不足・高血圧疾患（アルドステロン症など）などがあります。

　スポーツなどで多量の発汗があり、カリウムが喪失すると低カリウム血症が悪化することがあるので注意が必要です。

? 治療はどうする？

　低カリウム血症は、腎臓や消化管からカリウムが過剰に失われて起こります。カリウム投与や原因疾患への対処が治療となります。抗不整脈薬の使用中に低カリウム血症を合併した場合は、心室頻拍出現の危険性を念頭に置き、心電図監視下で血清カリウムの補正を行います。

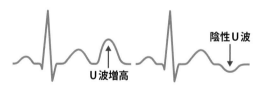

U波増高

陰性U波

♥ 看護ケアのポイント

　低カリウム血症の患者さんの看護にあたっては、利尿剤の内服歴、嘔吐・下痢や糖尿病などの病歴を確認します。容態に変化が起こり、致死性不整脈が起きた場合の体制を整えて置くことも大切です。

　低栄養の透析患者さんでは、透析中に低カリウム血症を誘発する場合もあるので、返血カリウム濃度を調整することも検討します。

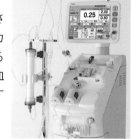

写真提供　東レ・メディカル

📞 電話報告のコツ

　「ヤギ先生、心不全で入院中の離床太郎さんが、10分前より嘔気・めまい・脱力感を訴えています。血清カリウム値は2.7、心電図上QT延長があり、血圧90/50、心拍数は45です。」

Q&A　あなたの素朴な疑問に答えます

Q 心電図のU波について教えてください。

A 　U波は、T波に続く小さな山で、健常者でもしばしば認められ、プルキンエ線維の再分極由来と考えられています。正常U波はaVR以外の誘導では常に陽性です。異常なU波は①陽性U波（T波の高さの50%以上）と②陰性U波になります。陽性U波は、低カリウム血症・左室後壁の虚血・抗不整脈薬の使用で見られます。また、陰性U波は、虚血性心疾患（心筋梗塞・狭心症）、高度の左室肥大、高血圧、大動脈弁閉鎖不全症、肺高血圧症など、心負荷がかかる病態に見られますので注意が必要です[25]。

高カルシウム血症

(Hypercalcemia) 高値 12.0mg/dl 以上

波形の特徴▶ QT間隔の短縮を認める場合に考慮する ※QTc＜0.36秒（360ms）

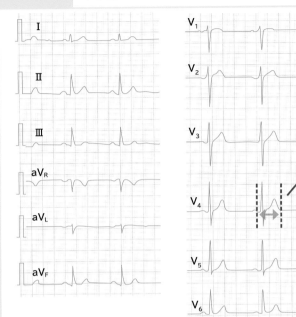

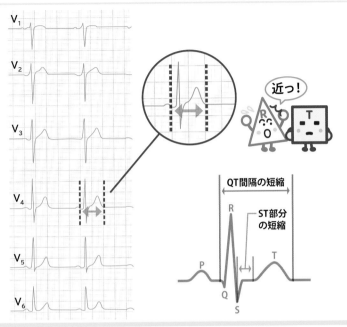

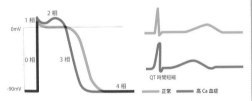

何が起こっているの？

　Ca²⁺は、活動電位のプラトー相（第2相）で細胞外から細胞内へ流入します。高カルシウム血症では、細胞外カルシウム濃度が上昇し、細胞内外のカルシウムの濃度勾配が大きくなると、心筋細胞へのカルシウム流入が加速します。このため第2相の電位が上昇し、第2相および活動電位時間が短縮する結果ST、QT時間が短縮します。伝導は抑制傾向になり、洞徐脈や房室ブロックを呈する場合があります。

血清カルシウム値の変化における心筋活動電位と心電図変化[22] 改変

イメージで例えると

高カルシウム血症が高度になると・・・

洞徐脈

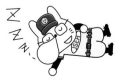

ウサギ監督（洞結節）が寝てしまう

房室ブロック

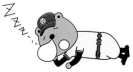

クマコーチ（房室結節）が寝てしまう

ここがポイント

　高カルシウム血症の症状は、血清カルシウム値12.0mg/dl以上で出現することが多く、倦怠感や易疲労感・脱力などの全身症状が見られることがあるので、負荷量に注意します。

　がんの骨転移や副甲状腺ホルモンに類似した物質（PTH関連ペプチド）が、がん細胞から分泌されていると、骨からカルシウムの放出を促進させるため、高カルシウム血症の発症に注意が必要です。また安静により骨への加重刺激が減ると、骨吸収によりカルシウムの放出が亢進し、高カルシウム血症も進行します。離床する際は症状に注意し、骨折・転倒などのリスク管理が必要です。

⇌ 高カルシウム血症と病態の関係

　高カルシウム血症は、腸管からの吸収と骨から放出されたカルシウムの量が、腎から排泄される量を上回った時に起こります。

　原因は、副甲状腺機能亢進症・多発性骨髄腫・骨悪性腫瘍・悪性腫瘍骨転移・腎不全・ビタミンD中毒などがあります。症状は、口渇・多尿・悪心・嘔吐・脱水・意識障害・筋力低下、不眠などがあります。

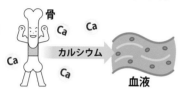

📞 電話報告のコツ

　「ヤギ先生、肺癌で入院中の離床太郎さんに内服薬の説明をしましたが、理解力に乏しく、ぼ〜っとしています。血清カルシウム値が13.0、心電図上QT間隔の短縮があります。」

♥ 看護ケアのポイント

　高カルシウム血症は、症状がみられないこともよくあります。高カルシウム血症の初期症状は食欲不振・悪心・嘔吐・便秘・抑うつなどがあります。これは、悪性腫瘍によって出現する症状に似ているため、血清カルシウム値・心電図の変化を見落とさないようにするのが大切です。重度の高カルシウム血症は、錯乱・情動障害・せん妄・幻覚・昏睡を伴う脳の機能障害を引き起こすので注意が必要です。

❓ 治療はどうする？

　軽症例は、水分摂取のみで改善します。中枢神経症状・腎機能障害・心電図変化を認める場合は、速やかに血清カルシウム濃度を補正します。急性期では、生理食塩水で脱水を改善し、ループ利尿薬の投与で尿へのカルシウムの排泄を増加させます。また、悪性腫瘍からのPTH関連ペプチド分泌による場合は、ビスホスホネート製剤を投薬して骨吸収を抑制します。

Q&A あなたの素朴な疑問に答えます

Q 悪性腫瘍と高カルシウム血症は、よく合併するものですか？

A 　はい。悪性腫瘍に伴う高カルシウム血症は、すべての担癌患者さんのうち10〜30%に生じます。高カルシウム血症の主な原因として、悪性腫瘍と副甲状腺機能亢進症があり、この2つで原因の90%以上を占めます[26]。悪性腫瘍の場合は、副甲状腺機能亢進症とは異なり、高度な高カルシウム血症を呈します。副甲状腺ホルモン（PTH）に類似した物質が、癌細胞から分泌され、血清カルシウム濃度が高値の症例は予後不良とされます[27]。

低カルシウム血症
（Hypocalcemi）低値 2.6mg/dl 以下

波形の特徴▶ ①QRS時間の延長を伴わないQT間隔の延長　※QTc>0.45秒（450ms）
②ST部分は平坦で長い傾向

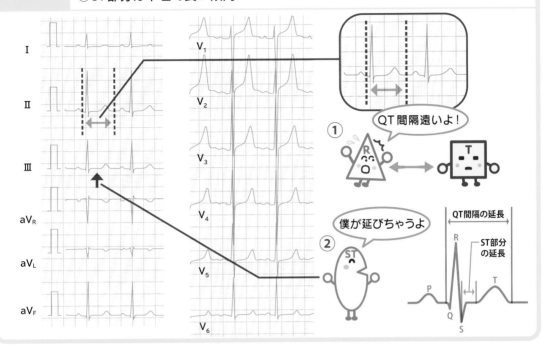

QT間隔遠いよ！

①

僕が延びちゃうよ

②

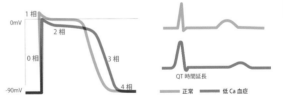

何が起こっているの?

　低カルシウム血症では、細胞外のカルシウム濃度が低下し、細胞内外のカルシウム濃度勾配が小さくなり、カルシウム流入に時間がかかります。このため第2相の電位が低下し、活動電位時間が延長する結果、ST・QT時間が延長します。これによって心室頻拍や心室細動が生じる場合もあります。

血清カルシウム値の変化における心筋活動電位と心電図変化[22] 改変

イメージで例えると

低カルシウム血症が高度になると・・

心室細動
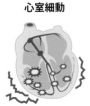
ヒヨコ選手がプルプル震えてしまう

心室頻拍
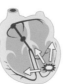
ヒヨコ選手がバットをブンブンと空振りしてしまう

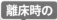
低カルシウム血症では、心筋・神経・骨格筋が興奮しやすく、不整脈や痙攣が生じやすくなります[21]。軽度の低カルシウム血症では心電図のQT間隔の延長が見られます。重度（2.6mg/dl未満）になると、心室性期外収縮が頻発し、Torsades de pointesと呼ばれる多形性心室頻拍や心室細動を引き起こす危険性があります。また認知機能低下や錐体外路症状が出る場合もありますので、転倒には注意が必要です。離床は、血清カルシウム値の確認・心電図・身体症状を確認しながら行いましょう。

⇆ 低カルシウム血症と病態の関係

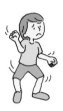

低カルシウム血症の原因は、副甲状腺機能低下症・マグネシウム欠乏症・腸管吸収不良症候群・尿毒症などがあります。主な症状は、知覚異常・手指・口唇のしびれ・筋攣縮・テタニー・下痢・意識障害などがあります。テタニーとは、末梢神経筋の強い収縮症状で、手足の痙攣が数日間続くようならば、低カルシウム血症が疑われます。

♥ 看護ケアのポイント

慢性腎不全の患者さんは、腎機能の低下に伴い、腸管からのカルシウム吸収に必要なビタミンDの活性化が阻害されるため、血清カルシウム濃度が低下します。したがって症状の変化に注意が必要です。

また、重度の低カルシウム血症では、喉頭・気管の痙攣の恐れもあるので、呼吸状態をモニターし、救急対応ができる態勢を整えておきましょう。

？ 治療はどうする？

低カルシウム血症は、薬物療法と食事療法で必要なカルシウムとビタミンDを摂取できるようにします。急性の低カルシウム血症では、カルシウム製剤の静脈投与を行います。

📞 電話報告のコツ

「ヤギ先生、慢性腎不全で入院している離床太郎さんの受け答えが悪く、見当識障害があります。急な腹痛と下痢があり、不安感が強いようです。心電図上QT間隔の延長があり、血清カルシウム2.6です。」

Q&A
あなたの素朴な
疑問に答えます

Q QT間隔とQTcという使い方の違いを教えてください。

A QT間隔は、年齢や性別・心拍数により変化します。特に徐脈で延長し、頻脈で短縮します。このように心拍数に依存するため、心拍数による補正が必要です。補正QT間隔をQTcと呼びます（c=correctです）。QTcは0.45秒（450ms）を超えると心室頻拍を合併し、失神や突然死を引き起こすことがあります[28]。

計算式（Bazett法）

$$QTc = \frac{QT時間（秒）}{\sqrt{RR時間（秒）}}$$

QT延長症候群
（LQTS: Long QT syndrome）

波形の特徴▶ ① QT間隔が延長（0.44秒以上）　② T波が幅広くU波との融合がみられる。

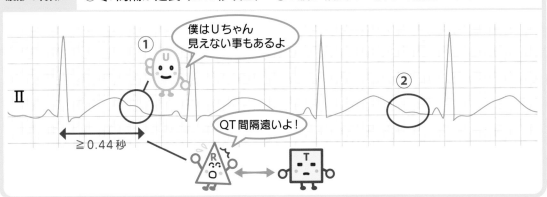

 ### 何が起こっているの？

QT間隔が生理的範囲を超えて延長した状態で、ナトリウムやカリウムのチャネルの異常が原因と考えられています。心室細動に移行し、失神発作や突然死を起こすこともあります。

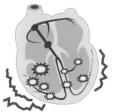

 離床時の
ここがポイント

突然死の原因となるので、離床は慎重に行います。失神や突然死の誘因・QT延長の原因（後述）を除去することで、離床が可能となります。

QT延長の原因には大きく2つあり、1つは遺伝によるもの（先天性）で小児期から問題になります。もう一つは後天性で、主に薬剤が原因になっています。原因薬剤には、硫酸キニジン・アミオダロンなどの抗不整脈薬をはじめ、抗精神病薬または向精神薬・抗菌薬・抗アレルギー薬など多岐にわたります。

その他、低カリウム血症・低カルシウム血症・低マグネシウム血症などの電解質異常も原因になることがあります。

イメージで例えると

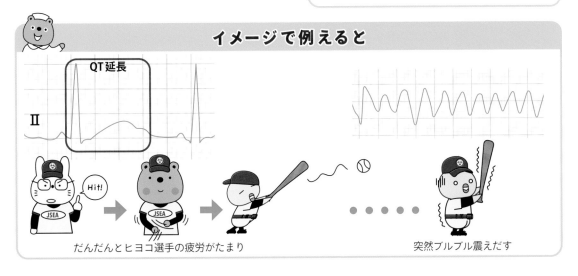

だんだんとヒヨコ選手の疲労がたまり　　突然ブルブル震えだす

⇆ QT延長症候群と病態の関係

QT間隔の延長から、心室頻拍、心室細動へと移行し、失神発作を起こして突然死に至るという臨床像を呈する症候群です。一旦、心室細動を起こすと致死的な為、前兆となるQRS軸がねじれるように変化するTdP（トルサド・ド・ポアント）の既往が鍵になります。

❓ 治療はどうする？

QT間隔延長の原因となっている薬剤が投与されているときはそれを中止します。そのうえで心室頻拍など発作時には硫酸マグネシウム静注、β遮断薬の使用、高頻度心臓ペーシングなどが行われます。血清電解質異常があれば電解質の補正を行います。遺伝性QT延長症候群ではICD（植え込み型除細動器）を考慮します。

♥ 看護ケアのポイント

QT延長を引き起こす薬剤の使用をチェックします。低K血症など電解質異常でも起こるのでこちらもチェックします。QT延長から心室頻拍や心室細動に移行することがあるので、注意が必要です。この際は、失神や突然死などが起こります。こうした症状は、運動・恐怖など感情ストレス・睡眠中の騒音などによって目覚めたときなどがきっかけになることもありますので、このようなことにも配慮が必要です。

📞 電話報告のコツ

「ヤギ先生、離床太郎さんの心電図波形が10分前から異常です。QTが延長しています。そういえば今朝から抗不整脈薬のアミオダロンが追加されています。」

 豆知識

小児のQT延長症候群

小学校の健診で行う心電図検査で、「QT延長症候群」を指摘されることがあります。小児の場合、遺伝性の先天性QT延長症候群である事が多いです。先天性QT延長症候群は、原因遺伝子や病型によってそれぞれ治療法や運動制限が異なります。主治医より学校生活管理指導表というものを書いてもらい、学校に提出するようにします。

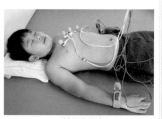

被写体写真はモデルです

 Q&A あなたの素朴な疑問に答えます

Q 小児ではQTcの計算式が異なると聞いたことがあるのですが、本当ですか？

A 前述したBazett法の計算式 🔍 P110参照 は、比較的心拍数の早い小児の場合にはQTcが長めに計算されてしまうので、学校心臓検診では、心拍数の影響を受けにくいFridericia法が採用されることがあります。ただし計算式が複雑なので、自動計算アプリなどを活用してください。

計算式（Fridericia法）

$$QTc = \frac{QT\text{時間（秒）}}{RR^{1/3}\text{（※RR3分の1乗）}}\text{（秒）}$$

右房負荷

波形の特徴▶ ① Ⅱ, Ⅲ, aV$_F$, V$_1$で鋭く尖った高いP波（2.5mm以上）

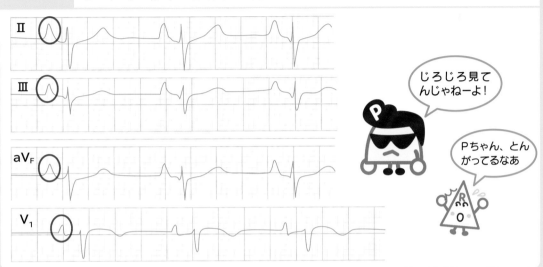

じろじろ見て
んじゃねーよ！

Pちゃん、とん
がってるなあ

何が起こっているの？

慢性閉塞性肺疾患（COPD）などが原因で、右房に圧負荷がかかり、右房が拡大します。その結果、右房から大きな電気が下壁誘導（Ⅱ,Ⅲ,aVF）へ向かうので、鋭く高い形状の先鋭P波が出現したものを、右房負荷といいます。

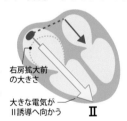

右房拡大前
の大きさ

大きな電気が
Ⅱ誘導へ向かう　Ⅱ

離床時の ここがポイント

離床を進めるにあたって、特に制限はありません。右房負荷は、しばしば"肺性P"といわれ、慢性閉塞性肺疾患や肺塞栓などの呼吸器疾患によって、右房に圧負荷がかかる様子を反映している事もあります。また、三尖弁閉鎖不全症などの心疾患で、右房へ容量負荷がかかって出現することもあります。このように肺疾患や心疾患が潜んでいることもありますので、既往歴をしっかり確認しましょう。

イメージで例えると

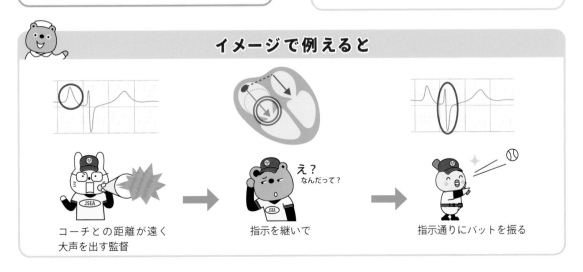

コーチとの距離が遠く
大声を出す監督

え？
なんだって？

指示を継いで

指示通りにバットを振る

⇆ 右房負荷と病態の関係

　右房負荷所見は、いろいろな生理的因子の影響を受けて出現することがあります。健常人でも頻脈や交感神経の興奮などで見られる場合があり、右房負荷所見のみから原因の予測をするのには限界があります。他の検査と合わせて原因を推定します。

　例えば、心電図で先鋭P波を認め、胸部X線写真上でいわゆる肺の過膨張所見があれば（横隔膜の位置が正常より低い位置にあるなど）慢性閉塞性肺疾患が原因として考えられます。

♥ 看護ケアのポイント

右房負荷の原因として、COPDや肺塞栓などの肺疾患や三尖弁閉鎖不全などの心疾患が隠れている可能性があります。そのため、息切れや浮腫などのフィジカルアセスメントを行いましょう。

？ 治療はどうする？

　右房負荷自体に治療を行っていくというより、右房負荷になっている原因に対して治療を行います。

　例えば、急性肺塞栓症の場合、その治療後に右房負荷の改善を認めることがあります。

📞 電話報告のコツ

・基本的には電話報告は必要ないです。しかし、これまで右房負荷を認めていない患者さんが急に右房負荷所見を認めた場合は、直ちに電話しましょう。

　「ヤギ先生、離床太郎さんが△分前から胸痛と呼吸苦の訴えがあり、12誘導心電図で、右房負荷所見が新たに出現しています。」

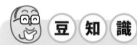 豆 知 識

P波の仕組み、教えます 〜Part I 〜

　P波の観察は、II誘導で行うと理解がしやすくなります。洞結節で発生した電位は、右房・左房へ広がり、右の図のようにII誘導に向かっていく波形のため、II誘導では上向きの波形になります。P波の前半は右房を反映し、後半は左房の波形を反映していることになります。

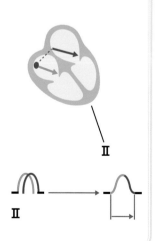

II

II

 Q&A あなたの素朴な疑問に答えます

Q 右房負荷だと、どうしてP波が高くなるのですか？

A 　II誘導で見ると、右房への負荷は右房が引き伸ばされた形になります。同部位から大きな起電力がII誘導へ向かうので高いP波となります。

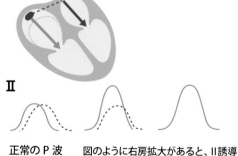

II

正常のP波　　図のように右房拡大があると、II誘導で異常に高いP波となります。

2章 Sec. 41 左房負荷

波形の特徴▶
① I, IIで二峰性P波
② V1で二相性で後半部の陰性部分が大きい

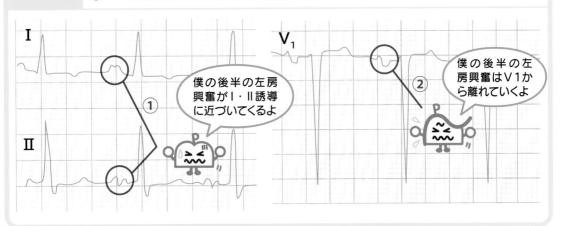

僕の後半の左房興奮がI・II誘導に近づいてくるよ

① ②

僕の後半の左房興奮はV1から離れていくよ

何が起こっているの？

僧帽弁疾患や高血圧などが原因で左房に負荷がかかり、左房が拡大します。心房への伝導刺激は右房から左房へ伝わるため、P波の後半の部分が正常と比較し、波高が高くなるため、ふたコブP波の二峰性P波となります。

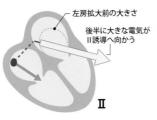

左房拡大前の大きさ
後半に大きな電気がII誘導へ向かう
II

離床時の ここがポイント

離床を進めるにあたって、特に制限はありません。しかし、左房負荷を生じる原因には、僧帽の弁膜症や高血圧、または左室の拡張障害が隠れている可能性もあります。他の所見（心エコーなど）と合わせて判断します。

イメージで例えると

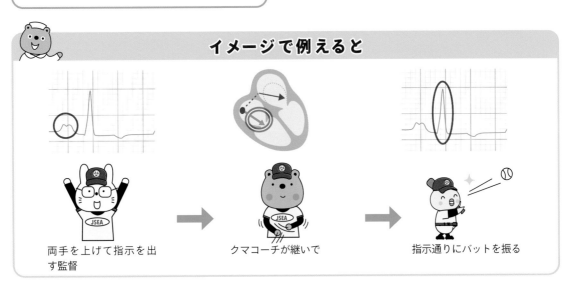

両手を上げて指示を出す監督 → クマコーチが継いで → 指示通りにバットを振る

⇆ 左房負荷と病態の関係

左房に対して血行動態上の負荷をもたらす代表的な病態として、僧帽弁狭窄症があります。

また、左室の拡張能が低下した結果で生じる場合があります。原因となる病態として、高血圧・肥大型心筋症・心筋梗塞・大動脈弁の弁膜症などがあります。

❓ 治療はどうする？

左房負荷の原因として、高血圧や弁膜症などがある場合は、原因に応じた治療が必要になります。高血圧では降圧薬、弁膜症では手術や薬物による対症療法がされます。左房負荷の原因によって治療法が異なります。

♥ 看護ケアのポイント

高血圧や弁膜症により、慢性的に左房に負荷がかかっていたことが原因であれば、その原因に対する評価（血圧測定・呼吸音聴診など）や必要な指導（食事療法・体重管理など）が重要となってきます。

📞 電話報告のコツ

・基本的には電話報告は必要ありません。左房負荷の仕組みを理解して、主治医と話をするとよいでしょう。

「ヤギ先生、離床太郎さんの心電図、左房負荷ありますが、体重測定は毎日したほうがいいですか？　高血圧もあるので食事指導もしていきますね。」

 豆知識

P波の仕組み、教えます　〜Part II〜

左房負荷では、P波の観察はV1誘導で行うと理解しやすいです。洞結節で発生した電位は、右房では右の図のようにV1誘導に向かっていく波形のため、上向きの波形になってます。一方、左房への電位の広がりは遠ざかっていくため、下向きの波形になります。

これも前述のようにP波の前半は右房を、後半は左房の波形を反映していることになります。

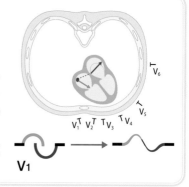

 Q&A あなたの素朴な疑問に答えます

Q 左房負荷をもう少し教えてください

A 図のように、P波は前半が右房、後半が左房を反映しています。そのため、右図のようにII誘導では、後半部分に山を認められます。左房は右房の後ろにあり、胸部のV1誘導の電極位置からみると、遠くに電気を伝えないといけないため、V1ではP波の後半部分が深く凹んだ陰性波になります。

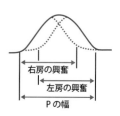

   II誘導　　 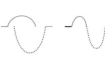 **V₁誘導**

左室肥大

（LVH: left ventricular hypertrophy）

波形の特徴▶ ①V5・V6でR波増高　②V5・V6でストレイン型ST低下

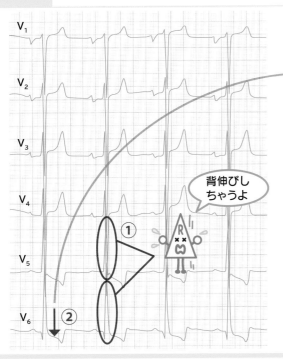

背伸びしちゃうよ

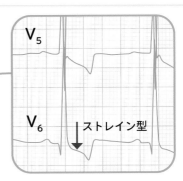

ストレイン型

ストレインは「ひずんだ」の意味で右下がりの緩やかなST下降に続いてT波が陰転化します。

何が起こっているの？

左室肥大は、左室が肥大する心筋障害です。初期は心電図変化のみですが、心筋の収縮力低下が始まると、心室期外収縮の発生回数が増加します。また末期では、心室頻拍・心室細動といった致死性不整脈が出現します。

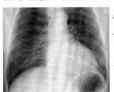

胸部X線写真
心拡大があります（左第3,4弓の突出、心胸郭比（CTR）55%）。

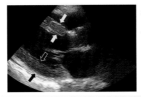

心エコー図
左室中隔（黄色）、左室後壁（黒）の壁厚が厚くなっています。
これらの結果より、高血圧性の左室肥大と診断されました。

イメージで例えると

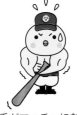

ヒヨコ選手がマッチョになって登場

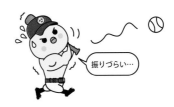

振りづらい…

筋肉がつきすぎてうまくバットが振れずボールが飛ばない

豆　知　識

左室肥大の心電図変化

　左室肥大では左室側の起電力が大きくなり、V1からみる起電力のベクトルが遠のくため、S波が大きくなり、逆にベクトルが向かっていくV5、V6ではR波が大きくなる結果、波高が大きくなります。左室肥大が進行するに従い、心筋壁厚の増大などにより、ストレイン型（右下がりのST低下）の波形が見られます。

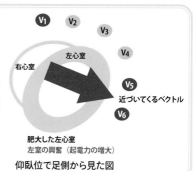

肥大した左心室
左室の興奮（起電力の増大）
仰臥位で足側から見た図

⇆ 左室肥大と病態の関係

　心臓が収縮するときに、高い内圧に対抗して強い力で収縮しなければならない状態が続くと、心室は肥大します。つまり、心臓の筋肉自体が肥大し、結果として全体の心室壁が厚くなります。左室肥大とは、内腔が狭くなる求心性肥大のことをいいます。求心性肥大は、圧負荷のかかる高血圧・大動脈弁狭窄症・肥大型心筋症などにより引き起こされます。

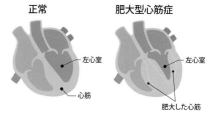

正常　　　　　肥大型心筋症

♥ 看護ケアのポイント

　左室肥大は心不全を併発することが多く、心不全が増悪しないよう、体重・水分の管理が重要です。また、不整脈により、失神・動悸がみられますので、心電図のチェックが必要です。
　肥大型心筋症では、致死性不整脈（心室頻拍・心室細動）により、突然死を起こすことがありますので、急変時にしっかり対応ができるようにしましょう。

？ 治療はどうする？

心不全
- 薬物治療（ACE阻害薬またはアンジオテンシン受容体拮抗薬・β遮断薬・利尿薬など）

致死性不整脈
- 薬物治療（アミオダロンなど）
- ICD（植込み型除細動器） 🔍 P186 参照

心臓内の血流うっ滞、心房細動があれば
- 抗凝固療法（ワルファリンなど）

📞 電話報告のコツ

　「ヤギ先生、心不全で入院中の離床太郎さんが10分前より、息切れ・動悸を訴えています。血圧172/105、心拍数105です。心電図上心室性期外収縮が多発しています。」

 離床時の
ここがポイント

　左室肥大は、心筋が伸びにくくなるため、拡張障害をきたします。拡張障害を伴う心不全患者さんは拡張時間が短縮し、左室流入血液量が低下するため、一回心拍出量が低下します。心拍数110回/分以上で一回拍出量が容易に低下するため、筆者の場合、心拍数110回/分以下での離床を指示しています。また、左心不全により肺うっ血をきたすため、息切れ・頻呼吸に注意しながら離床を進めます。

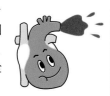

演習問題

これまで学習してきた不整脈に関する問題を解いてみましょう。

問題 1

この不整脈を、下記選択肢より1つ選んでください。

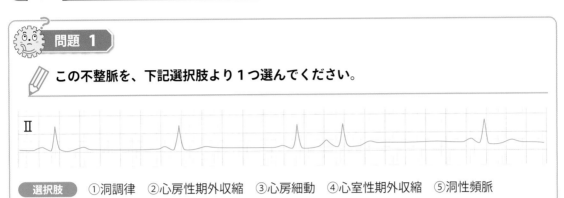

選択肢 ①洞調律　②心房性期外収縮　③心房細動　④心室性期外収縮　⑤洞性頻脈

問題 2

離床を見合わせるべき不整脈を、下記選択肢より1つ選んでください。

選択肢

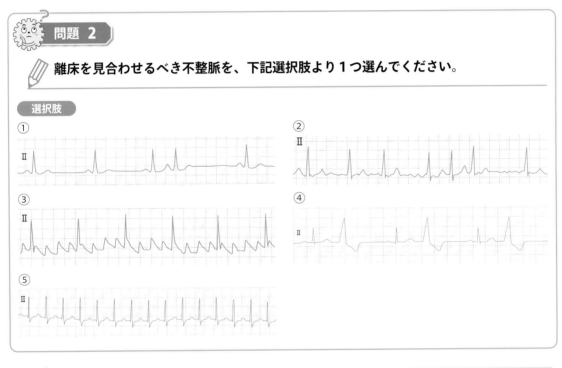

問題 3

この不整脈はなんですか？ 下記選択肢より1つ選んでください。

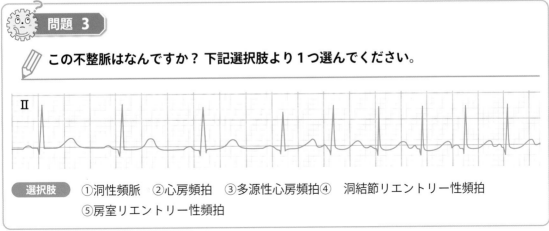

選択肢 ①洞性頻脈　②心房頻拍　③多源性心房頻拍④　洞結節リエントリー性頻拍
⑤房室リエントリー性頻拍

問題 4

🖊 この不整脈を、下記選択肢より1つ選んでください。

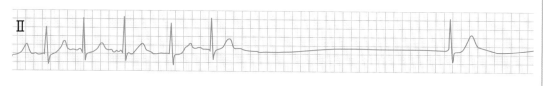

選択肢　①心房細動　②洞停止　③洞徐脈　④徐脈頻脈症候群　⑤洞房ブロック

問題 5

🖊 この不整脈を、下記選択肢より1つ選んでください。

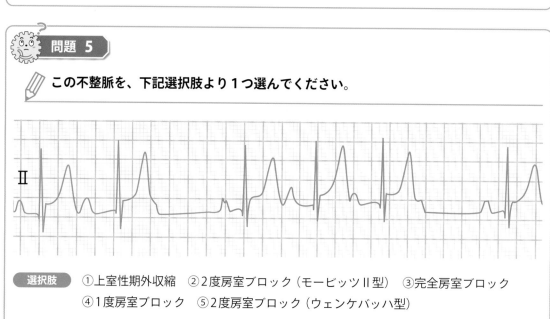

選択肢　①上室性期外収縮　②2度房室ブロック（モービッツⅡ型）　③完全房室ブロック
④1度房室ブロック　⑤2度房室ブロック（ウェンケバッハ型）

問題 6

🖊 この不整脈を、下記選択肢より1つ選んでください。

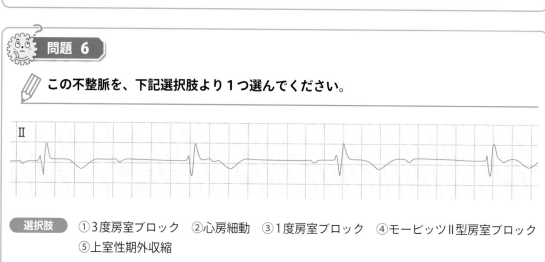

選択肢　①3度房室ブロック　②心房細動　③1度房室ブロック　④モービッツⅡ型房室ブロック
⑤上室性期外収縮

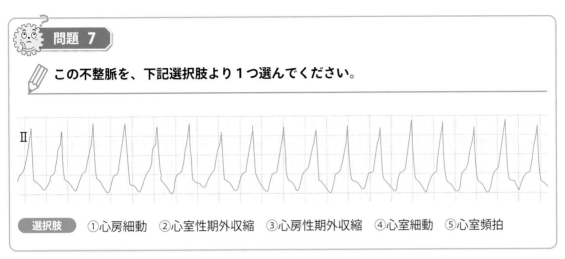

問題 7

この不整脈を、下記選択肢より1つ選んでください。

選択肢　①心房細動　②心室性期外収縮　③心房性期外収縮　④心室細動　⑤心室頻拍

問題 8

この不整脈を、下記選択肢より1つ選んでください。

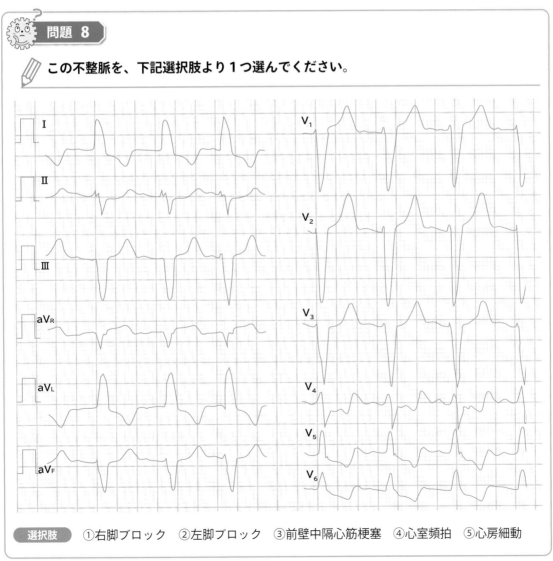

選択肢　①右脚ブロック　②左脚ブロック　③前壁中隔心筋梗塞　④心室頻拍　⑤心房細動

問題 9

この不整脈を、下記選択肢より1つ選んでください。

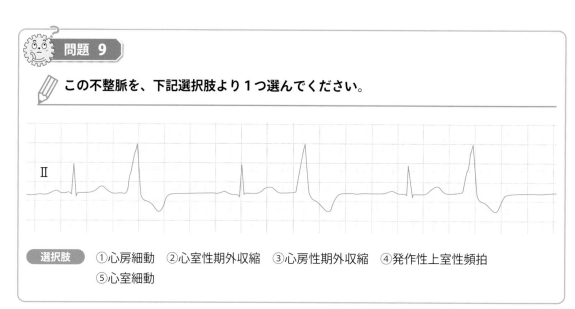

選択肢 ①心房細動　②心室性期外収縮　③心房性期外収縮　④発作性上室性頻拍　⑤心室細動

問題 10

本症例の心電図変化を以下から選んでください（複数解答可能）。

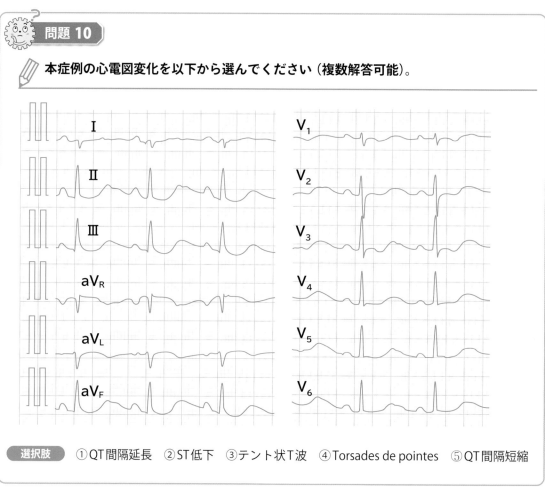

選択肢 ①QT間隔延長　②ST低下　③テント状T波　④Torsades de pointes　⑤QT間隔短縮

解答 1　② 心房性期外収縮 　🔍 P44参照

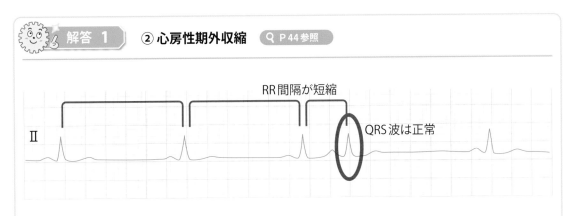

RR間隔が短縮

QRS波は正常

解説　RR間隔が突然短縮していますが、QRS波の形は正常です。これらの特徴から心房性期外収縮を疑います。

解答 2　⑤ 房室結節リエントリー性頻拍 　🔍 P54参照

解説

①は心房性期外収縮であり離床可。

②はレートコントロールされた心拍数75〜100回/分の心房細動のため離床可。
　（心拍数＞130回/分は離床見合わせ）

③は心拍数75回/分前後の心房粗動（4：1）のため離床可。

④は心室性期外収縮の2段脈なので離床可　3連続以上では離床を中断します。

⑤は心拍数＞150回/分の房室結節リエントリー性頻拍のため離床を見合わせます。

解答 3　② 心房頻拍 　🔍 P51参照

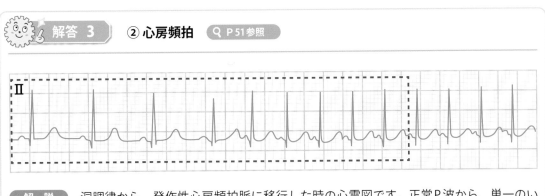

解説　洞調律から、発作性心房頻拍脈に移行した時の心電図です。正常P波から、単一のいずれも形状が同じ異所性P波へ変化していることから、①洞性頻脈、③多源性心房頻拍、④洞結節リエントリー性頻拍は除外となります。また、QRS波の前に異所性P波があることから、房室リエントリー性頻拍が除外されます。

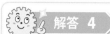

解答 4　④ 徐脈頻脈症候群　🔍 P67参照

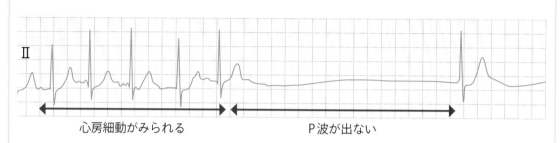

Ⅱ

心房細動がみられる　　　　　　　　P波が出ない

解　説　頻脈の後で急に徐脈となり、一定時間心収縮が起こらない時間があります。これらの特徴から徐脈頻脈症候群を疑います。

解答 5　⑤ 2度房室ブロック（ウェンケバッハ型）　🔍 P85参照

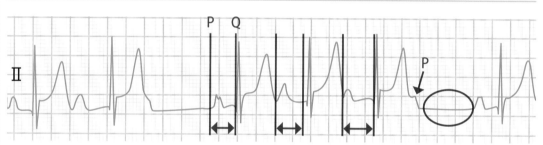

Ⅱ

P　Q

P

PQ間隔が徐々に延長

解　説　PQ間隔が徐々に延長し、突然QRS波が欠落します。その後、再度PQ間隔が短くなりQRSがみられています。そのため、この心電図は2度房室ブロック（ウェンケバッハ型）を疑います。

解答 6　① 3度房室ブロック　🔍 P89参照

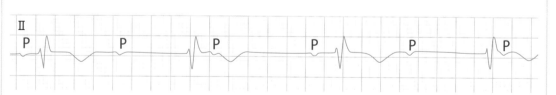

Ⅱ

P　　　P　　　P　　　P　　　P　　　P

解　説　P波のリズムは一定で出ていますが、QRS波がP波の後に必ず来るという1:1の関係になっていません。P波（心房の興奮）とQRS（心室の興奮）がそれぞれ別のリズムで出てくる房室解離の状態です。心房から心室に興奮が伝わっていない、3度房室ブロックを疑います。

解答 7 　⑤ 心室頻拍　🔍 P78参照

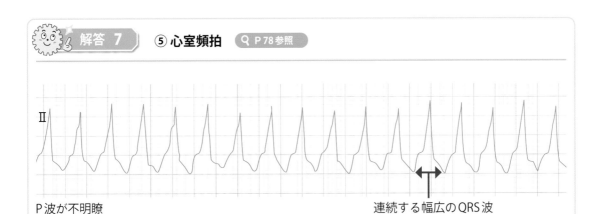

Ⅱ

P波が不明瞭

連続する幅広のQRS波

解 説　幅の広いQRS波が等間隔で出現する頻拍性不整脈であることから、心室頻拍を疑います。これらの特徴から心室頻拍を疑います。

解答 8 　② 左脚ブロック　🔍 P93参照

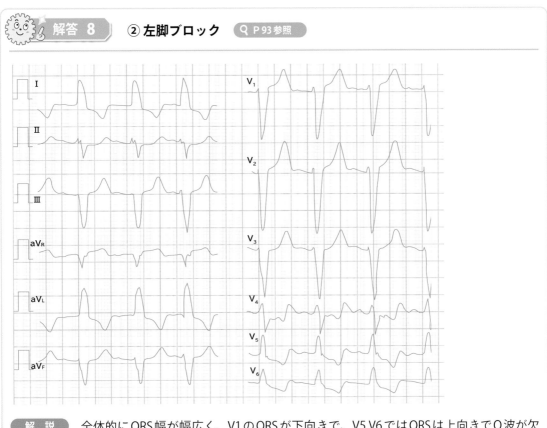

解 説　全体的にQRS幅が幅広く、V1のQRSが下向きで、V5,V6ではQRSは上向きでQ波が欠如しています。これらの特徴から左脚ブロックを疑います。

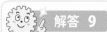

解答 9　② 心室性期外収縮　🔍 P 74 参照

先行するP波がない

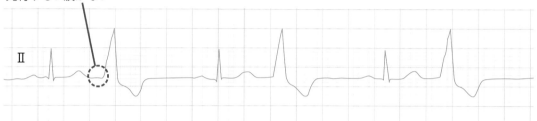

Ⅱ

> **解　説**　先行するP波がみられない幅広のQRS波が早いタイミングで出現しています。これらの特徴から心室性期外収縮を疑います。発作性上室性頻拍は幅が狭いQRSになりますのでこの例ではあてはまりません。

解答 10　① QT間隔延長　🔍 P 111 参照　② ST低下　④ Torsades de points

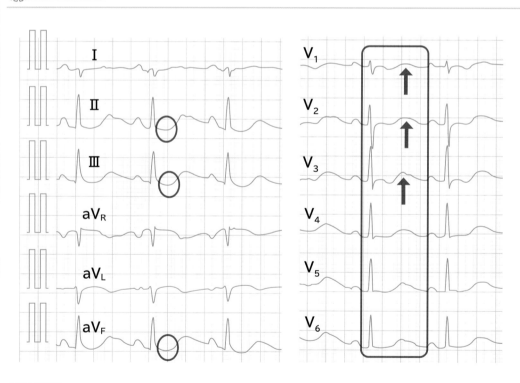

> **解　説**　低カリウム血症による心電図変化はST低下（○）やT波の平坦化、U波増高（↑）、QT間隔の延長（赤枠部分）があります。また重度の場合はTorsades de pointsのような重症不整脈をきたします。③、⑤は高カリウム血症の心電図変化です。

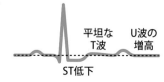

平坦な
T波

U波の
増高

ST低下

今日から君も12誘導マスター！
イラストで理解する心臓の『虚血』編

　これまで12誘導心電図が苦手だったあなたに朗報です！この章では、これまでなかった12誘導心電図の判読法について、ポイントを絞ってわかりやすく解説します。ST君の特徴を知るだけで心筋梗塞や狭心症といった虚血の見方がガラッ！と変わります。それでは、一緒に12誘導心電図の扉を開きましょう。

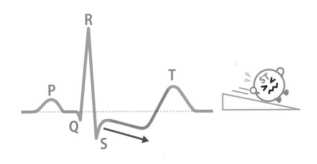

3章 Sec.1 虚血

解説 虚血とは

虚血とは、臓器や組織に必要な血液が十分に供給されない状態をいいます。心臓では、狭心症と心筋梗塞が、虚血により起こる疾患です。

冠動脈の走行

　心臓の表面には、心筋に栄養や酸素を送るために、冠動脈と呼ばれる血管が張り巡らされています。冠動脈は、右冠動脈、左冠動脈前下行枝・左冠動脈回旋枝と大きく3本に分かれます。虚血は、この冠動脈が狭窄、または閉塞してしまう病態です。例えば右図のように、左前下行枝の一部が完全に閉塞すると、その末梢側の心筋が虚血を起こします。虚血によって心筋傷害が出現したものを心筋梗塞と呼びます。

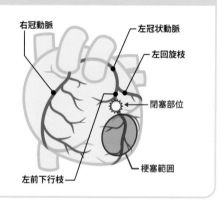

ここに注目！

虚血と心筋壊死

　一般的に右冠動脈は右室と下壁を、左前下行枝は前壁と中隔を、左回旋枝は側壁と後壁を栄養しています。この冠動脈の壁に、コレステロールなどが沈着するアテローム（粥腫）や血管の痙攣（スパズム）、血栓形成などにより血管に狭窄・閉塞が生じると、心筋が酸欠状態となりダメージを受けます。長時間（20分以上）虚血状態が続くと、心筋に壊死が起こってしまいます。

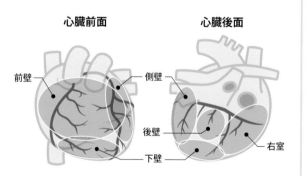

体表からみた心筋の部位

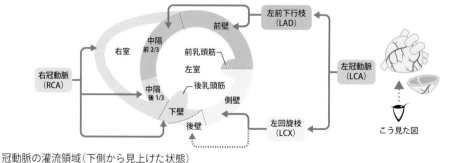

冠動脈の灌流領域（下側から見上げた状態）

狭心症

解説 狭心症とは

　冠動脈に狭窄が生じ、心筋が一時的に虚血状態に陥ったものを狭心症といい、冠動脈の心内膜下で虚血が生じると、心電図上STが低下します。動脈硬化により血管の内腔が狭くなって労作時に生じる「労作性（安定）狭心症」と、冠動脈の痙攣によって生じる「異型（冠攣縮性）狭心症」、血栓閉塞によって生じる「不安定狭心症」があります。

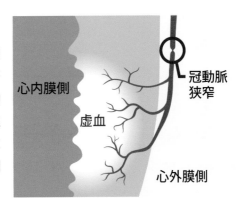

 ここがポイント

なぜ狭心症ではSTが下がるのか

　狭心症になると、傷害部位に炎症が生じ、傷害電流が発生して電位が高くなるため、心電図の基線が上昇します。ST部分は絶対不応期といい電気刺激に反応しないため、傷害電流の影響を受けずに本来の基線の位置に戻るためSTが低下しているようにみえます。

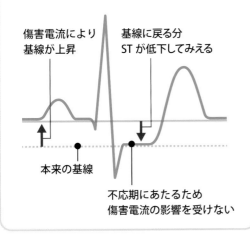

傷害電流により基線が上昇
基線に戻る分STが低下してみえる
本来の基線
不応期にあたるため傷害電流の影響を受けない

僕が低下しちゃうよ

ここに注意！

歯の痛みに要注意! 歯痛と狭心症の関係

　狭心症の痛みは、前胸部や心窩部に多くみられますが、「放散痛」といって、胸以外にも肩や心窩部に痛みが現れることもあります。痛みの感じ方は人それぞれなので、痛みが強いからといって重症な訳ではありません。女性・高齢者・糖尿病患者さんでは、胸痛以外の非典型的な症状がみられることが多い傾向があります。顎の痛みや歯痛が唯一の症状といったケースもあります。

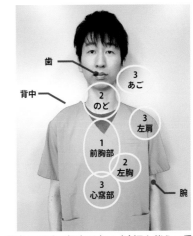

数字の順番で頻度が高い（冷汗を伴うと重症）

被写体写真はモデルです

ST低下のパターンと重症度

解説 **ST低下4つのパターン**

ST変化には4つのパターンがあり、虚血の鑑別に有用です。それぞれのパターンによって重症度が異なります。J型・上昇型＜水平型＜下降型の順で重症になります。

ここがポイント

パターン1　J（Junctional）型

ST部分が急峻に上昇します。健常人でもみられる正常変化です。虚血を反映しません。

重症度：軽

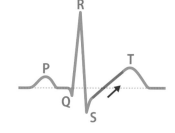

パターン2　上昇（Upsloping）型

ST部分がJ型より緩徐に右上がりに上昇します。ほとんどが虚血を反映しません。

重症度：軽

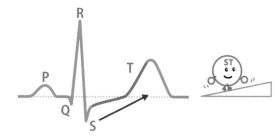

パターン3　水平（Horizontal）型

運動負荷時や胸部症状を伴って出現した場合、心筋虚血を反映します。

重症度：やや重症

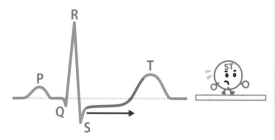

パターン4　下降（Downslope）型

ST部分が右下がりになります。水平型と同様に虚血を反映します。

重症度：重症

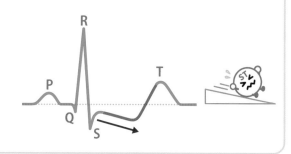

心筋梗塞

解説 心筋梗塞とは

　心筋に壊死が生じたものを心筋梗塞といいます。生活習慣病（脂質異常症・糖尿病・高血圧など）により、冠動脈にコレステロールが蓄積して塊となった「粥腫（アテローム）」、または「プラーク（血管内の不均一な隆起のこと）」といわれる構造物が形成されていきます。何らかの刺激によって、このプラークが破綻すると、破綻したプラークに血小板が集まってきて固まり、血栓ができます。血栓が冠動脈を塞いでしまうと、心筋が虚血状態となります。20分以上虚血状態が持続したものを心筋梗塞と呼びます。

心筋梗塞の仕組み

　心筋細胞は再生する能力がないため、一度壊死してしまうと、その部分は収縮能を失ってしまい、心臓のポンプ機能が低下してしまいます。また、壊死した部分は非常に脆弱になるので、過剰な負荷（＝高い血圧）がかかると破裂する危険があります。

　さらに、刺激伝導系の傷害や、心筋傷害による心筋の興奮性変化によって、徐脈性および頻脈性の不整脈が生じやすくなります。

心筋梗塞発生のメカニズム

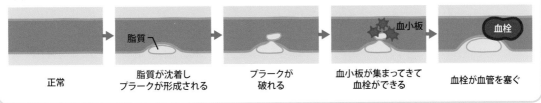

| 正常 | 脂質が沈着しプラークが形成される | プラークが破れる | 血小板が集まってきて血栓ができる | 血栓が血管を塞ぐ |

臨床の疑問

なぜ心筋梗塞でSTが上昇するのか？

　心筋梗塞が起きた部位では、傷害部位から遠ざかっていく電気の流れになるので、基線が低下します。ST部分は不応期にあたり傷害電流の影響を受けずに、本来の基線の位置に戻るため、STが上昇しているようにみえます。心筋梗塞は、心内膜側から心外膜側まで心筋の壁を貫くような虚血に陥るため、貫壁性虚血と表現されます。

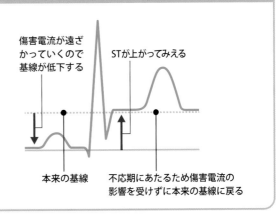

傷害電流が遠ざかっていくので基線が低下する

STが上がってみえる

本来の基線

不応期にあたるため傷害電流の影響を受けずに本来の基線に戻る

3章 Sec. 5 心筋梗塞における 心電図の経時的変化

解説 心電図の経時的変化

　心筋梗塞発症直後から数時間は、T波の増高、STが著明に上昇します。数時間後に、異常Q波（深さがR波の高さの25%以上ある深いQ波）が出現します。虚血部位への血流が回復すると、STが徐々に低下し、冠性T波（左右対称の下向きT波）が出現します（2日〜1週間）。1〜3ヶ月後にはSTは基線と同じ高さになり、冠性T波も徐々に浅くなっていきます。1年以上経過すると、T波が上向きとなり正常化しますが、異常Q波だけは永続的に残存します。

梗塞前		正常
直後〜数時間		ST上昇，T波増高
数時間〜12時間		Q波出現
2日〜1週間		T波陰性化（冠性T波）
1〜3ヶ月		ST正常，冠性T波
3ヶ月〜1年		異常Q波は残る
1年以上		

豆知識

気絶心筋とは？

　R波がなくなってQSパターンとなり、一見、心筋梗塞のようにみえても、7〜10日くらい経つと、R波が少しずつ再度出てくるケースがあります。これは、心筋が壊死せずに、いわば気絶していただけで生きていたことを意味します。心筋は、虚血状態にさらされると、代謝を抑えるため気絶状態となることがありますが、これを気絶心筋といいます。

QSパターン

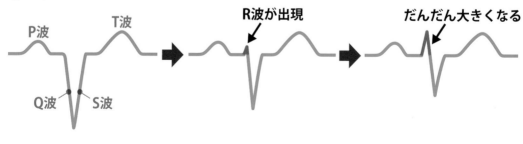

ST変化の誘導と梗塞部位の関係

解説 誘導と梗塞部位の関係

標準12誘導心電図は、肢誘導は前額面、胸部誘導は水平面で心臓を観察しています。Ⅱ・Ⅲ・aVF誘導は下壁を、V1～V4誘導は前壁中隔を、V5・V6・Ⅰ・aVL誘導は側壁を捉えています。例えば、前壁中隔梗塞の場合、V1～V4誘導まで連続してST変化がみられます。

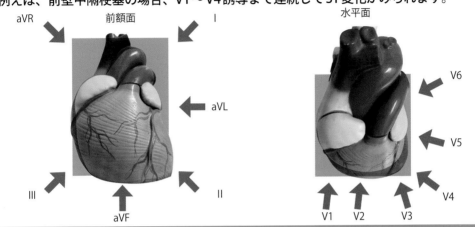

ここがポイント

ポケットマニュアル「循環器ケアと早期離床」 P.28参照

誘導を読む順番

「この誘導は、心臓のこの部位の状態を反映する！」という組み合わせがあります。Ⅰ・aVL・V5・V6の側壁領域、Ⅱ・Ⅲ・aVFの下壁領域、V1～V6の前壁領域という視点で心電図を確認していくと、梗塞部位を把握しやすくなります。（aVR誘導だけは特別で、冠動脈主幹部を反映します）心筋梗塞では、隣り合った2つ以上の誘導で、傷害部位に対応したST上昇がみられます。V2誘導のみの場合や、V2・V3は正常で、V1とV4のみST上昇が出現することはありません。

支配領域		梗塞部位	I	II	III	aVL	aVF	V₁	V₂	V₃	V₄	V₅	V₆
左前下行枝 （LAD）	左心室前面	中隔						○	○				
	左心室前面中央部	前壁								○	○		
	左心室後面1/3	前壁中隔						○	○	○	○		
		広範囲前壁	○			○		○	○	○	○	○	○
左回旋枝 （LCX）	左心室側壁	側壁	○			○						○	○
	左心室後壁	高位側壁	○			○							
	（心尖部）	後壁						○	○				
右冠状動脈 （RCA）	心基部												
	左心室下壁	下壁		○	○		○						
	右心房・右心室	下側壁	○	○	○	○	○					○	○

梗塞部位と心電図記録部位の対応（梗塞が起きた時に変化が出る誘導に○印がついている）

対側性変化
（鏡面像、ミラーイメージ）

3章 Sec. 7

解説 対側性変化とは

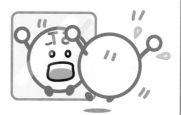

心筋梗塞の心電図の特徴として、対側性変化（鏡面像：ミラーイメージともいわれます）があります。これは、STが上昇した部位の対角線上に当たる誘導のSTが低下するというものです。

標準12誘導心電図で、ST上昇と低下の両方がみられる場合、ST上昇の方を優先して考え、この場合のST低下はその部位の虚血性変化ではなく、ST上昇の対側性変化（鏡面像）と判断します。

何が起こっているの？

ST上昇とST低下

例えば、右図のように、下壁梗塞で、Ⅱ・Ⅲ・aVF誘導のSTが上昇している場合、対側にあたる前壁V2〜V4誘導にST低下がみられます。対側性変化は、下壁梗塞の70％に認めますが、前壁梗塞では30％にしかみられません[1]。

下図は、Ⅱ・Ⅲ・aVF誘導のSTが上昇しており、下壁梗塞の心電図になります。V2〜V4誘導に注目すると、STが低下していることがわかります。これは、下壁梗塞により対側にあたる前壁に対側性変化が出現したケースになります。

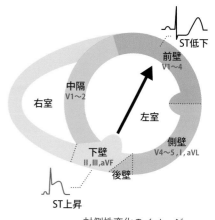

対側性変化のイメージ

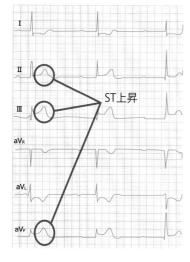

下壁梗塞における対側性変化

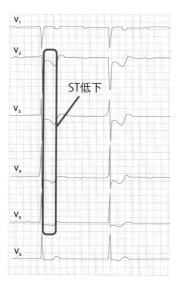

3章 Sec.8 QSパターン

解説 ## QSパターンとは

冠動脈の閉塞によって、心内膜側から心外膜側まで心筋が壊死してしまう、「貫壁性梗塞」が生じると、その部位は心筋の収縮がなくなる（＝電気的興奮が消失）ため、心電図上ではR波が消失します。これをQSパターンといいます。

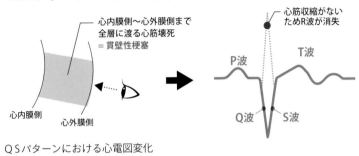

QSパターンにおける心電図変化

ここに注意！

貫壁性梗塞のリスク

　貫壁性梗塞が生じた部位では、特に心室壁が脆弱となるため、心破裂や心室瘤（心室の一部がコブのように外側に膨らんでしまう）が発生するリスクが高くなります。また、QSパターンが多くの誘導でみられるほど心筋傷害範囲が広く、左室の動きが悪くなり、心ポンプ機能が低下します。心筋の動きが悪いと、血液がうっ滞し、心室内や心室瘤内に血栓が出来やすくなります。

臨床の疑問

虚血病変と側副血行路

　冠動脈に高度狭窄や閉塞が起きると、虚血部位に血液を送るために新たな血流を作り、虚血を改善しようとする働きが生じます。この新たに生じた循環経路を、「側副血行路」と呼びます（幹線道路が渋滞しているときに、普段は使われない細い道に車が流れるのと似ていますね）。

　この側副血行路は、心臓に元々存在する「微小血管」や、胎児期に存在し成人になるにつれ使われなくなった「胎生血管」が、再度、血管として機能することでその役割を担います。心筋梗塞急性期では、約40％に側副血行路がみられます。

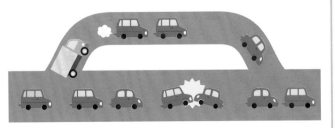

3章

労作性狭心症

波形の特徴▶ 労作に伴って出現する一過性のST低下

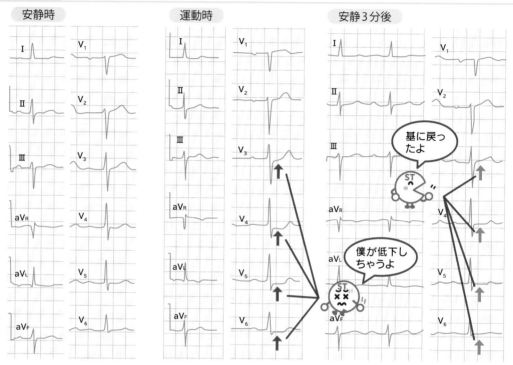

安静時　　運動時　　安静3分後

（↑）運動負荷時V3〜6誘導でSTが低下しています
（↑）安静3分後にはV3〜6誘導のST低下は元に戻っています

何が起こっているの？

労作によって起こるST低下

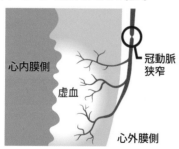

心内膜側
冠動脈狭窄
虚血
心外膜側

　冠動脈に動脈硬化による狭窄があると、階段や坂道などで心臓の負担が増したときに、心筋が必要とする十分な血液が流れにくくなります。結果、一番末梢にあたる心内膜側が虚血状態となるため、ST低下が出現します。

離床時の ここがポイント

　収縮期血圧×心拍数で表されるダブルプロダクト（DP: Double product）は、心筋酸素消費量を反映する指標になります。狭心症が起きたときのDPを把握することで、虚血が起きる活動量が分かり、安全な活動量の目安になります。（例: 労作時の収縮期血圧180mmHg、心拍数100回／分で胸部症状があった場合、DP＝180×100＝18,000となり、それ以下を目安に運動を行います）

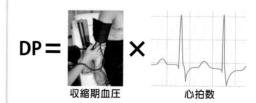

$$DP = 収縮期血圧 \times 心拍数$$

ここに注目！

　前項の労作性狭心症の心電図では、運動時にV3〜6誘導において、虚血を示唆する水平型のST低下がみられるため、心筋虚血が疑われます。休憩3分後には同部位のST低下は改善し、安静時と同じ高さまで回復しています。理由は分かっていませんが、労作性狭心症では、虚血部位に関係なく、ほとんどがV4〜6誘導にST低下が出現します。

⇆ 労作性狭心症と病態の関係

　30分以上胸痛が続く場合、心内膜下に限局した梗塞が生じている可能性があります。心内膜下梗塞が生じると、心電図上では冠性T波が出現します。

　心筋梗塞とは異なり、STが低下した誘導から虚血部位を特定することはできません。しかし、ST低下の程度が大きく、誘導が多いほど、また、遷延するほど、より高度な心筋虚血を反映し、予後不良といわれています[1]。

♥ 看護ケアのポイント

　発作時は、バイタルサイン測定・胸痛の程度の確認・心電図をとります。

　ニトログリセリン投与の指示がある場合、投与後にバイタルサイン、12誘導心電図を数分おきに計測します。胸痛の程度は、「一番痛いときを10とした時に、今の痛みが0〜10の間でどれくらいか」というように自覚的な痛みの程度を評価します。

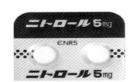

写真提供　エーザイ

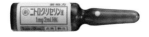

写真提供　光製薬

📞 電話報告のコツ

・何をしているときに、どの部位に、どれくらいの時間、発作があったのか、バイタル、心電図変化を伝えましょう。

　「ヤギ先生、離床太郎さんが、歩行中に前胸部に3分ほど持続する胸痛がありました。血圧は180/98、脈拍は100でした。心電図はV4〜V6誘導で、下降型のST低下がみられます。安静にしていたら、3分ほどで心電図は正常の波形に戻りました。」

Q&A　あなたの素朴な疑問に答えます

Q　ST低下は、心電図のどこを基準点にして判断しているのですか？

A　心電図のR波の立ち上がりが基準点となります。S波とT波の接合部をJ点（Junctional point）といいます。J点から60〜80msec（心電図の1マス（＝1mm）が40msecなので2マス（＝2mm））後方を計測点として、基準点と計測点の高さの違いを比較して判断します。

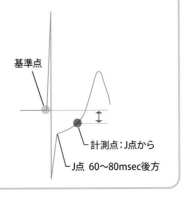

基準点

計測点：J点から
J点 60〜80msec後方

冠攣縮性狭心症

波形の特徴 ▶ ①異常Q波なし ②限局性のST上昇 ③対側性変化のST低下

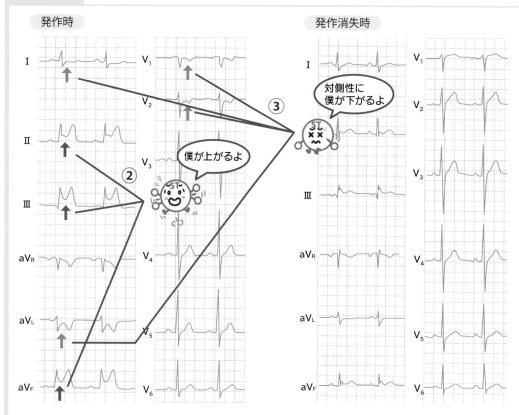

（↑）発作時、Ⅱ・Ⅲ・aVF誘導で下に凸のST上昇

（↑）Ⅰ・aVL・V1〜2誘導で対側性変化によるST低下
　　発作消失時は上記の心電図変化が消失

何が起こっているの？

　冠動脈の血管平滑筋の攣縮（痙攣・スパズム）により、冠動脈が閉塞してしまいます。血流が急に遮断されたことで、心内膜側〜心外膜側まで、貫壁性に虚血が生じることで、STが上昇します。

血管断面図（攣縮）

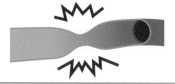

心電図の ここに注目！

　左側の発作時の心電図では、Ⅱ・Ⅲ・aVF誘導で、下に凸の形をしたST上昇がみられるため、下壁領域の虚血が疑われます。

　STが下に凸の形をしている点、発作消失時には上記の心電図変化がなくなっている点から、冠動脈攣縮により一時的に心筋虚血が生じたものの、心筋壊死には至っていないと推測できます。

　Ⅰ・aVL・V1〜2誘導のST低下は、対側性変化になります。

冠攣縮発作の約70%は、自覚症状のない無症候性といわれています[2]。早朝は軽労作でも冠攣縮発作が誘発されますが、午後は激しい労作をしても起きなくなり、運動耐容能に日内変動のあることが特徴です。発作が起きると、血圧低下や完全房室ブロック、心室頻拍、心室細動などが出現することがあるため、心電図モニタリングが重要です[2]。

♥ 看護ケアのポイント

冠攣縮発作は、5分程度の間隔で、胸痛が良くなったり悪くなったりを繰り返すことがあります。このような症状がみられたときは、病状の不安定化を疑い、バイタルサインと心電図・胸痛の程度を確認しましょう。冠攣縮を抑制する作用があるカルシウム拮抗薬の内服を忘れないようにしましょう。

PCI（冠動脈のカテーテル治療）で使用される薬剤溶出性ステントは、薬の影響でステントの両端に冠攣縮が起きやすいと報告されています[2]。

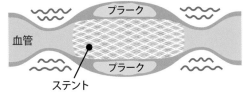

血管　プラーク　プラーク　ステント

3章

⇆ 冠攣縮性狭心症と病態の関係

夜間から早朝にかけては、交感神経と副交感神経の活動が激しく入れ替わるため、冠攣縮発作が起きやすいといわれています。日本人は、欧米人よりも冠攣縮を起こす頻度が2倍以上高く、心疾患の発症や夜間の突然死に大きく関係していると考えられています[2]。

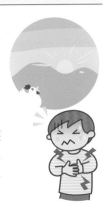

📞 電話報告のコツ

・自覚症状、誘導部位、ST変化、持続時間、バイタルを伝えよう

「ヤギ先生、離床太郎さんが早朝に胸痛を訴えられ、Ⅱ・Ⅲ・aVF誘導で、ST上昇がみられます。血圧は164/100、心拍数は92です。発作は5分ほどで自然に消失し、心電図波形も元に戻りました。」

了解、すぐ行く

Q&A あなたの素朴な疑問に答えます

Q 冠攣縮性狭心症も心筋梗塞も STが上昇しますが、違いはなんですか？

A 右図のようにST部分の形に違いがあります。心筋梗塞の場合、ST部分は上向き凸の形になりますが、冠攣縮性狭心症の場合、ST部分が下向き凸の形になります。

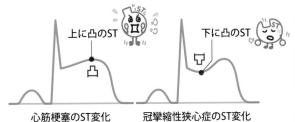

上に凸のST　凸　　下に凸のST

心筋梗塞のST変化　　冠攣縮性狭心症のST変化

広範前壁梗塞

波形の特徴▶ ①V1～V6の広範囲でST上昇　②Ⅰ・aVLでもST上昇
③Ⅱ・Ⅲ・aVF誘導で対側性変化によるST低下

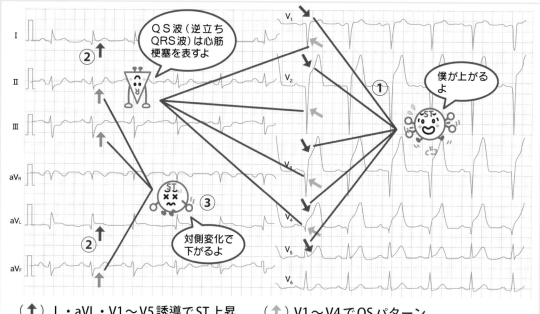

（↑）Ⅰ・aVL・V1～V5誘導でST上昇　　（↑）V1～V4でQSパターン
（↑）Ⅱ・Ⅲ・aVF誘導で対側性変化によるST低下

何が起こっているの？

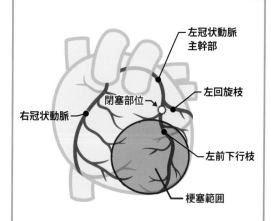

左前下行枝が近位部で閉塞したため、左心室の前壁から側壁にかけての広範囲が虚血状態に陥っています。中隔から側壁まで全体を反映して、V1～V6、およびⅠ・aVLでもST上昇を認めます。

心電図の ここに注目！

この心電図では、Ⅰ・aVL・V1～V5誘導に、ST上昇と異常Q波がみられるため、広範囲前壁梗塞が疑われます。V1～V4誘導は、QSパターンとなっているため、貫壁性梗塞が示唆されます。冠性T波が出現する前なので、発症後数時間以内の超急性期と推測されます。対側性変化として下壁のⅡ・Ⅲ・aVF誘導に、ST低下がみられます。

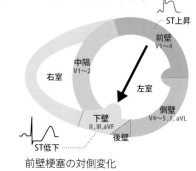

前壁梗塞の対側変化

左室心筋が広範囲に傷害されるため、心室性不整脈を合併しやすくなります。

　心室性期外収縮の2段脈（心室性期外収縮と正常心拍が交互に出現する状態）になると、心電図上の心拍数は一定数あっても、触知できる脈拍数は徐脈になってしまうことがあります。「心拍数」と「脈拍数」の違いに注意しましょう。

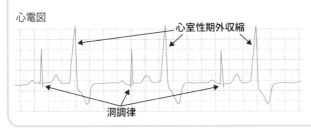

心電図

心室性期外収縮

洞調律

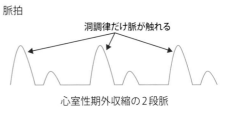

脈拍

洞調律だけ脈が触れる

心室性期外収縮の2段脈

♥ 看護ケアのポイント

急激な左室機能の低下により、ショック・急性心不全を生じます。症状は、血圧低下（収縮期血圧90mmHg以下）・顔面や手足の冷感・チアノーゼ・冷や汗・呼吸困難などがみられます。ショック時は、臥位にし、静脈還流量を増やすため、下肢を挙上しましょう。酸素吸入や輸液のための静脈確保の準備をしましょう。

⇆ 広範前壁梗塞と病態の関係

　虚血範囲が広く重症度が高い病態です。致死性不整脈や右脚／左脚ブロック・完全房室ブロックを合併しやすく、発症後1週間以内は心破裂（左室自由壁破裂）のリスクがありますので、その時期は、労作時に収縮期血圧が20mmHg以上の上昇がないように注意しましょう。

📞 電話報告のコツ

・心電図変化のみられる誘導部位、ST変化、バイタル、自覚症状を伝えよう。

　「ヤギ先生、離床太郎さんが10分前より胸部痛を訴え、V1〜V5誘導でST上昇を認めます。血圧は76/40、心拍数は100です。」

Q&A　あなたの素朴な疑問に答えます

Q **STは時間が経つと下がってくるはずなのに、なかなか下がってこない患者さんがいます。なぜですか？そういった場合、何か気をつけることはありますか？**

A　異常Q波のある誘導で、1週間以上ST上昇が持続する場合、心室瘤が形成されている恐れがあります。心室瘤の壁は収縮能がないため、周囲の正常心筋と異なり、収縮期に正常とは反対方向の外側に突出する奇異性運動を起こします。そのため、左心機能の低下・心破裂・血栓塞栓症リスクが高くなります。

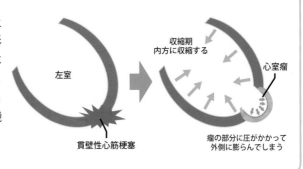

左室

貫壁性心筋梗塞

収縮期内方に収縮する

心室瘤

瘤の部分に圧がかかって外側に膨らんでしまう

波形の特徴▶ V1〜V4のST上昇

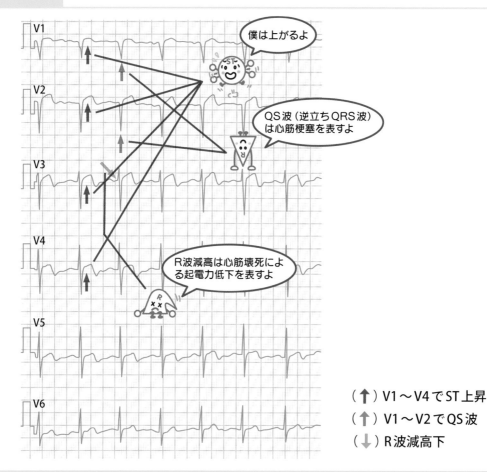

（↑）V1〜V4でST上昇

（↑）V1〜V2でQS波

（↓）R波減高下

何が起こっているの？

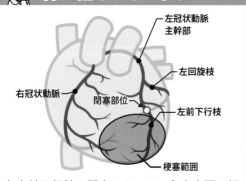

左室前下行枝の閉塞によって、心室中隔の梗塞が起きています。中隔から前壁までを反映して、V1〜V4でST上昇を認めます。

心電図の ここに注目！

　この心電図では、V1〜V4誘導においてST上昇とT波の陰転化を認めているので、前壁中隔梗塞を疑います。また、同誘導において、R波の消失（＝QS波）または減高を認めており、これは前壁領域の心筋が壊死して、起電力が低下している事を現しています。陰性T波とST上昇の所見から発症後2日〜1週間程度経過しているものと思われます。

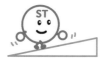

離床時の ここがポイント

前壁中隔梗塞は、急性期では心室頻拍・心室細動などの危険な心室性不整脈を起こすことがありますので、心電図モニター監視下での離床が大切です。また、心不全症状を呈することもありますので、段階的に離床を進めていきましょう。

⇆ 前壁中隔梗塞と病態の関係

急性期では致死性不整脈が2〜5%に、発症後1週間以内では心室中隔穿孔が0.3%の頻度で発生するといわれています[1]。また、PCI（冠動脈カテーテル治療）後でも、梗塞の影響から心不全に陥ることもあります。肺うっ血が原因の息切れを呈していることが多い傾向があります。

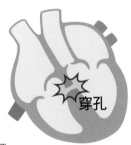

心室中隔穿孔

♥ 看護ケアのポイント

心室中隔穿孔の合併は非常に稀ですが、致死率は41〜80%と高く、緊急手術が必要になります。症状は、呼吸状態の悪化や血圧の低下、聴診で第4肋間胸骨左縁（4LSB）に全収縮期雑音が聴取され、体表から心臓の雑音の振動を触知できる振戦がみられます。

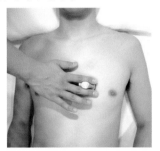

第4肋間胸骨左縁

📞 電話報告のコツ

・誘導部位、ST変化、バイタル、自覚症状を伝えよう。

「ヤギ先生、離床太郎さんが10分前より胸部痛を訴えられ、V1〜V3誘導で、ST上昇を認めます。血圧は164/88、心拍数は92です。」

Q&A あなたの素朴な疑問に答えます

Q 心筋梗塞後の離床の進め方を教えてください

A 当院ではガイドライン[3]を参考に、CK（クレアチンキナーゼ）の最高値を目安とした10日と14日パスを設定しています。CK＞1,500U/Lでは2日目に立位、3日目に50m歩行、4日目に200m歩行、6日目に500m歩行と順次進めています。CK＜1,500U/Lでは、4日目までは同じで5日目に500m歩行負荷試験を実施します。

下壁梗塞

波形の特徴▶ ① Ⅱ・Ⅲ・aVF で ST 上昇　② Ⅰ・aVL・V2～6 誘導で対側変化の ST 低下

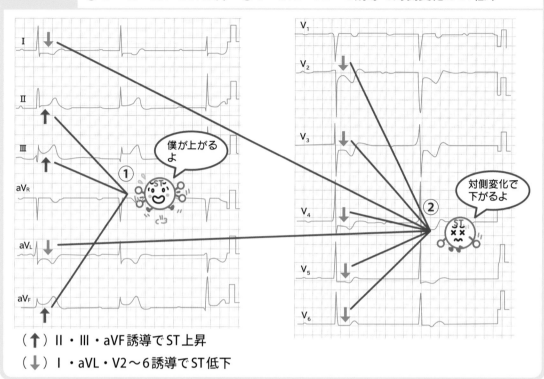

（↑）Ⅱ・Ⅲ・aVF 誘導で ST 上昇
（↓）Ⅰ・aVL・V2～6 誘導で ST 低下

何が起こっているの？

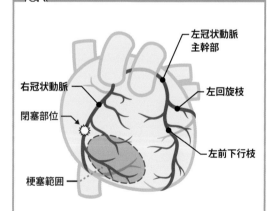

右冠状動脈中間部の閉塞により、下壁の梗塞が起きています。下壁を反映して、Ⅱ・Ⅲ・aVF で ST 上昇を認めます。

心電図の ここに注目！

　下壁梗塞は、右冠状動脈・左回旋枝のどちらの閉塞でも起こり得ます（80％は右冠状動脈が原因）。

　判別は、Ⅱ誘導とⅢ誘導の ST の高さと、Ⅰ・aVL誘導の対側性変化の有無により行います。ST の高さがⅡ＞Ⅲで、対側性変化がなければ左回旋枝が、逆に、ST の高さがⅡ＜Ⅲで、対側性変化があれば右冠状動脈が責任血管になります。この心電図では、Ⅱ・Ⅲ・aVF誘導で ST 上昇がみられ、ST の高さを比べると、Ⅱ＜Ⅲとなっています。また、V2～V6・Ⅰ・aVL誘導に対側性変化があるため、右冠状動脈の閉塞による下壁梗塞と判断できます。

ST の高さ	対側性変化	責任血管
Ⅱ＞Ⅲ	なし	左回旋枝
Ⅱ＜Ⅲ	あり	右冠状動脈

⇌ 下壁梗塞と病態の関係

右冠状動脈は、洞結節・房室結節へ血液を供給しているため、徐脈性不整脈が起こりやすくなります。

僧帽弁を支える後乳頭筋は、右冠状動脈からしか血液が供給されないため、後乳頭筋断裂を合併することがあります。断裂すると、僧帽弁閉鎖不全症により循環動態が急激に悪化し、緊急手術が必要になります。

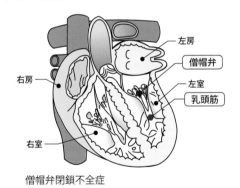

右房

右室

左房

僧帽弁

左室

乳頭筋

僧帽弁閉鎖不全症

♥ 看護ケアのポイント

一般的に迷走神経の受容体は、洞結節や房室結節付近に多いといわれています。そのため、右冠状動脈閉塞による下壁梗塞では、迷走神経過緊張となり、嘔吐などの消化器症状が出やすくなります。また、徐脈性不整脈により失神を起こすことがあります。

📞 電話報告のコツ

・徐脈性不整脈の有無、ショック状態かどうかが大切です。自覚症状・誘導部位・ST変化とバイタルを伝えましょう。

「ヤギ先生、離床太郎さんが胸部痛と吐き気を訴え、Ⅱ・Ⅲ・aVF誘導でST上昇を認めます。血圧は70/40、心拍数は40と徐脈です。」

Q&A　あなたの素朴な疑問に答えます

Q 大動脈解離の合併症として、心筋梗塞が起きるのはなぜですか？

A 上行大動脈の血管が裂けて、偽腔（裂けてできた腔）が右冠状動脈開口部を圧排したり、解離が拡大して冠動脈解離を引き起こすことで、冠血流が途絶え、心筋梗塞をきたすことがあるからです。大動脈解離の3～15%で急性冠症候群（不安定狭心症・心筋梗塞）を合併すると言われています[1]。

3章

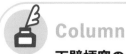

Column
下壁梗塞の合併症

1. 徐脈性不整脈

　下壁を栄養する右冠状動脈は、刺激伝導系の洞結節や房室結節に血液を供給しています。虚血によりこれらの部位の機能障害が生じると、徐脈性不整脈である洞不全症候群や房室ブロックが起きやすくなります。しかし、一般的には一過性で、再灌流療法により血流が改善されると正常にもどることが多く、永久ペースメーカを必要とすることはほとんどありません。

2. 後乳頭筋断裂

　僧帽弁に付着する乳頭筋は、前乳頭筋と後乳頭筋があります。下図をご覧ください。前乳頭筋は左前下行枝と左回旋枝の両方から血液供給を受けているのに対し、後乳頭筋は右冠状動脈からしか血液供給を受けていないため、右冠状動脈の閉塞による下壁梗塞が発生した場合には、後乳頭筋断裂を合併することを示しています。心筋梗塞発症後5日以内の発症が多いといわれていますが、再灌流療法の普及により発生率は1%以下と低値です。発症すると、僧帽弁閉鎖不全症により循環動態が急激に悪化するため、緊急手術が必要になります[1]。

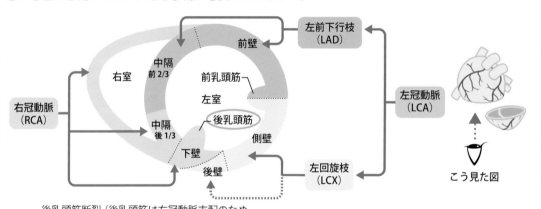

後乳頭筋断裂（後乳頭筋は右冠動脈支配のため、
同部位の閉塞により筋組織が壊死し、筋断裂することがある[1]。）

3. 右室梗塞

　下壁梗塞の50%に、右室梗塞を合併するといわれており、そのうちの10〜15%が臨床的に問題となります[1]。右室梗塞合併例は死亡率が高く、非常に重篤な病態です。下壁梗塞では、標準12誘導心電図以外にも右側胸部誘導を記録し、右室梗塞の有無を確認する必要があります。V4R誘導のSTが、1mm以上上昇していると、右室梗塞を合併していると判断します。右側胸部誘導は、V3〜V6を標準胸部誘導と左右対称性に右胸部に貼っていきます。

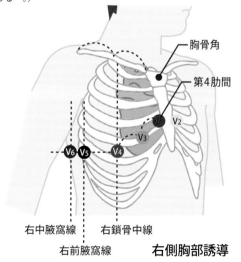

右側胸部誘導

側壁梗塞

波形の特徴▶ Ⅰ・aVL・V5～6誘導でST上昇

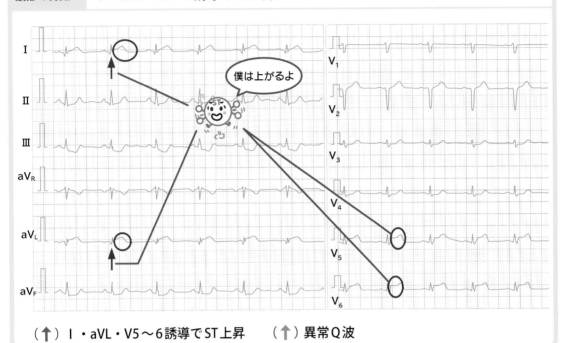

僕は上がるよ

（↑）Ⅰ・aVL・V5～6誘導でST上昇　　（↑）異常Q波

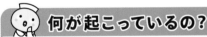

何が起こっているの？

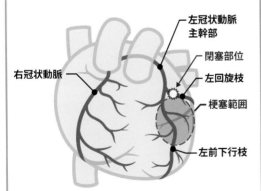

- 左冠状動脈主幹部
- 閉塞部位
- 左回旋枝
- 梗塞範囲
- 右冠状動脈
- 左前下行枝

左回旋枝の閉塞により側壁に梗塞が生じています。側壁を反映してⅠ・aVL・V5・V6でST上昇を認めます。

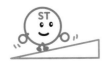

心電図の
ここに注目！

この心電図では、Ⅰ・aVL・V5～6誘導にST上昇がみられます。冠性T波が出現していないことから、発症後12時間以内と考えられます。

側壁梗塞は、ST変化が出にくいことがありますので、見落としに注意が必要です。

離床時の
ここがポイント

側壁梗塞は、稀に前乳頭筋断裂を合併することがあるため、発症後5日以内は身体活動に伴う過度な血圧上昇（収縮期血圧20mmHg以上の上昇）に注意しましょう。

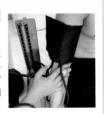

前乳頭筋断裂

後乳頭筋が右冠状動脈からしか血液供給を受けていないのに対し、前乳頭筋は左前下行枝と左回旋枝の両方から血液供給を受けています。乳頭筋が断裂すると僧帽弁閉鎖不全をきたすので、注意が必要です。

⇆ 側壁梗塞と病態の関係

側壁梗塞は、他の部位の梗塞に比べて軽症といわれますが、稀に前乳頭筋断裂による僧帽弁閉鎖不全症を合併することがあります（発症率1%以下）[1]。

重症度は、心エコー検査や心筋逸脱酵素（CK・CK-MBやトロポニン）なども併せて、総合的に判断する必要があります。

梗塞部位と重症度

梗塞範囲	重症度	梗塞部位	責任血管
広い ↕ 狭い	高い ↕ 低い	左冠動脈主管部	左冠状動脈
		前壁中隔梗塞	左前下行枝
		下壁梗塞	右冠状動脈
			左回旋枝
		前壁、側壁、後壁	左回旋枝or分枝の病変

♥ 看護ケアのポイント

側壁梗塞に前乳頭筋断裂を合併すると、僧帽弁閉鎖不全症を発症し、急激にショック状態に陥ります。症状は血圧低下・頻脈・顔面や手足の蒼白・冷や汗・呼吸困難などがみられます。ショック時は臥位にし、静脈還流量を増やすため、下肢を挙上しましょう。酸素吸入の準備や輸液のための静脈を確保する準備をしましょう。

📞 電話報告のコツ

・誘導部位・ST変化・バイタル・自覚症状を伝えよう。

「ヤギ先生、離床太郎さんが胸部痛を訴えられ、Ⅰ・aVL誘導で、ST上昇を認めます。血圧は130/90、心拍数は92です。」

Q&A あなたの素朴な疑問に答えます

Q 虚血が起きてからどれくらいで胸痛が出ますか？

A 血管閉塞から、おおよそ約20～30秒で胸痛が生じるといわれています。この間に、心臓には目まぐるしい変化が、連なった滝（カスケード）のように生じます。

胸痛より先に心電図変化がみられることが多いのですが、梗塞範囲が小さかったり、末梢の血管閉塞の場合などでは、心電図変化が遅れて出ることもあります。

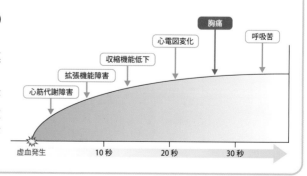

右室梗塞

波形の特徴▶ ① Ⅲ＞Ⅱ誘導のST上昇　②V4RのST上昇

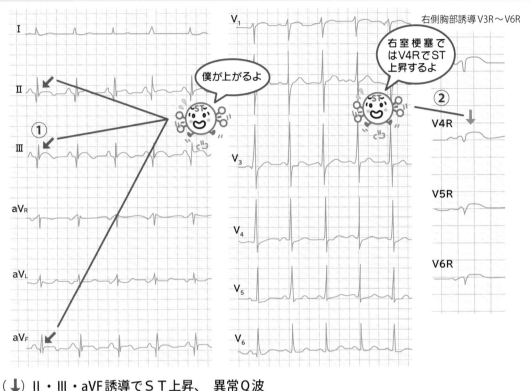

（↓）Ⅱ・Ⅲ・aVF誘導でＳＴ上昇、 異常Q波
（↓）　右胸部誘導V4RでST上昇

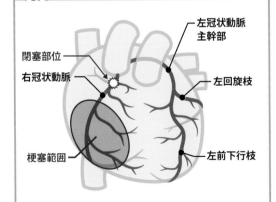

何が起こっているの？

右冠状動脈近位部の閉塞により、下壁梗塞に右室梗塞が合併しています。下壁を反映してⅡ・Ⅲ・aVFでST上昇を認めます。

心電図の

ここに注目！

　この心電図では、Ⅱ・Ⅲ・aVF誘導でＳＴ上昇と異常Q波が、右側胸部誘導V4RでST上昇がみられます。

　STはⅡ＜Ⅲで高いため、右冠状動脈の閉塞による下壁梗塞であると判断できます。P144参照 次に、右側胸部誘導のV4RのSTが上昇しているため、右室梗塞の合併が疑われます。異常Q波はみられますが、冠性T波が出現する前なので、発症後12時間以内と推測されます。

⇆ 右室梗塞と病態の関係

　刺激伝導系の傷害に伴う心房細動や房室ブロックの発生、右室機能低下による低心拍出状態に陥るため、強心薬投与・ペースメーカ植込み・大量輸液投与が行われます。

　β遮断薬・モルヒネ・末梢血管拡張作用のある硝酸薬や利尿薬は、静脈還流量（心臓に戻る血液量）が減少し、ショック状態に陥るため、禁忌となります。

　重症化すると、心室性不整脈の発生が多くなり、死亡率が2.6倍と予後不良です[4]。

📞 電話報告のコツ

・誘導部位・ST変化・バイタル・自覚症状を伝えよう

　「ヤギ先生、離床太郎さんが10分前より胸部痛を訴えられ、Ⅱ・Ⅲ・aVF誘導と右胸部誘導のV4Rで、ST上昇がみられます。血圧は80/40、心拍数は40です。」

♥ 看護ケアのポイント

　右室から肺動脈への拍出量が低下するため、頸静脈怒張がみられ、特に吸気時に頸静脈怒張が顕著になるクスマウル（Kussmaul）徴候がみられます。血圧の維持が重要で、状態が悪化すると、血圧低下・肺うっ血による呼吸苦・SpO_2低下がみられます。

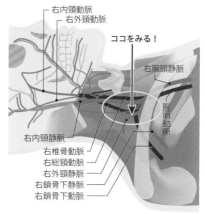

頸静脈怒張

▶ フィジカルアセスメント完全攻略Book　**P.37参照**

離床時の　ここがポイント

　重症例では、血行動態管理のためスワンガンツカテーテルが有効とされています。肺動脈楔入圧（PCWP: Pulmonary capillary wedge pressure）が、15mmHg程度で維持されていれば、血行動態のコントロールは良好と判断します[1]。

　離床は、不整脈がコントロールされ、血圧が保たれている（平均血圧65mmHg以上）ことを確認してから開始します。

Q&A　あなたの素朴な疑問に答えます

Q 右室梗塞は右室の傷害なのに、左室の心拍出量が低下するのはなぜですか

A　1つは、右室の心筋傷害により右室収縮能が低下するため、肺動脈を経て左室へと流入する血液量が低下することが理由です（左室前負荷の低下）。2つ目の理由は、右室に残存する血液量が多くなることで、右室が拡張し左室を圧迫するため、左室に入る血液量（左室容量）が低下するからです。左室前負荷の低下と左室容量の低下によって、左室の心拍出量が減少します。

左主幹部梗塞

波形の特徴▶ ①aVRのST上昇　②広範囲のST上昇または低下（水平型）

③下壁誘導の対側性ST低下

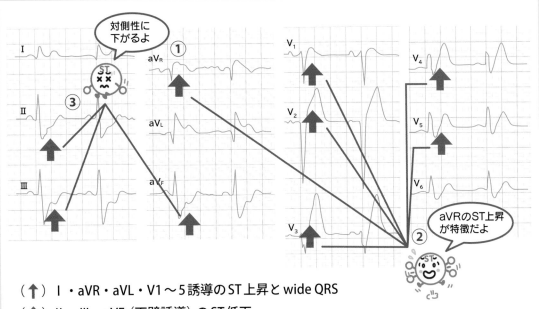

（↑）Ⅰ・aVR・aVL・V1〜5誘導のST上昇とwide QRS

（↑）Ⅱ・Ⅲ・aVF（下壁誘導）のST低下

何が起こっているの？

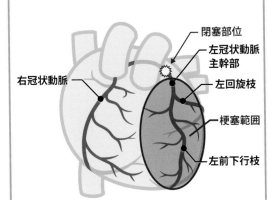

左冠状動脈のはじめの部分で、左前下行枝と左回旋枝に分かれる前（主幹部）の閉塞により、左室の広範囲に梗塞が広がっています。よって、広範囲の誘導と主幹部をみているaVRでST上昇をみとめます。

心電図の ここに注目！

まず、STが上昇している誘導に注目します。Ⅰ・aVR・aVL・V1〜6誘導のSTが上昇しているので、前壁の広範囲に梗塞が生じていることがわかります。ここで、aVR誘導のSTが上昇している点に注目します。aVR誘導は、心基部（大動脈の付け根）に近い部位の梗塞を示唆します。このことから、この心電図は、左冠状動脈主幹部の閉塞により、左室前壁の広範囲に梗塞が及んでいることが推測されます。

また、心筋伝導障害が生じると、QRS幅が広くなる（3mm以上）ので、同部位に伝導障害が生じていることがわかります。なお、Ⅱ・Ⅲ・aVF誘導のST低下は、対側性変化になります。上の心電図では、広範囲の胸部誘導のST上昇パターンですが、広範囲のST低下パターンも存在しています。

左主幹部閉塞は、冠動脈バイパス術の適応とされていましたが、最近はデバイスの発達によりPCI（経皮的冠動脈カテーテル治療）🔍 P190参照 も行われるようになりました。術後は、循環動態を維持するために循環補助装置が装着される事がありますが、ベッド上での他動運動は安全に行えます。循環補助装置から離脱し、24時間に渡りカテコラミンの増量がなく、平均血圧≧65mmHgを維持できていれば循環動態が安定していると判断し、離床を検討します[5]。

⇆ 左主幹部梗塞と病態の関係

左主幹部梗塞は、発症直後に突然死してしまい、死亡率の高い非常に重篤な病態です。心筋血流全体の約80％が通る左主幹部が閉塞することで、広範囲に心筋傷害が起こり、血行動態が破綻するため、人工呼吸器や循環補助装置が必要となります。

aVRのSTの高さと死亡率は関係しており、STが高いほど予後不良になります。aVR≧0.5mmのST上昇は死亡率4倍、≧1mmは6〜7倍、≧1.5mmは25〜45％の死亡率といわれています[6]。

📞 電話報告のコツ

・誘導部位・ST変化・バイタル・自覚症状を伝えましょう。

「ヤギ先生、離床太郎さんが胸痛を訴えられ失神しました。aVR・V1誘導でST上昇を認めます。血圧は70/40、心拍数は120です。」

♥ 看護ケアのポイント

発症時は、急激な心機能低下により失神し、心室頻拍や心室細動といった重篤な不整脈がみられます。経皮的心肺補助装置（PCPS）などの循環補助装置や人工呼吸器が装着されることが多いので、循環・呼吸動態のモニタリングに注意しましょう。

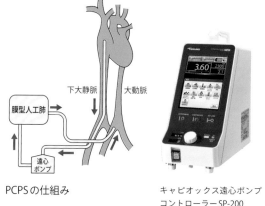

PCPSの仕組み

キャピオックス遠心ポンプコントローラーSP-200
写真提供 テルモ

▶ ポケットマニュアル「循環器ケアと早期離床」 P.50参照

Q&A あなたの素朴な疑問に答えます

Q 心筋梗塞発症後に心室性期外収縮（PVC）が出ることがありますが、気をつけることはありますか？

A 心筋梗塞後にLown分類 🔍 P74参照 4b以上を示す場合は、循環動態が不安定となります。気分不快・めまい・失神などの症状を認めた場合は、低血圧を生じる危険性が高いので、注意が必要です。活動中に4b以上の期外収縮を認めたら、一旦離床を中断し、医師に報告しましょう。

重症度		
軽	0	PVCなし
	1	散発性、PVC＜30個/時間
	2	頻発性、PVC≧1個/分、30個/時間
	3	多形性
	4a	PVC2連発
	4b	PVC3連発以上
重	5	R on T

Lown分類

演習問題

それでは、虚血の心電図問題を解いてみましょう。
これまで学習してきた内容を思い出しながらじっくり考えて下さい。

 問題 1

下記12誘導心電図は、どの部位の心筋梗塞を表しているでしょうか？
1つ選んでください。

12誘導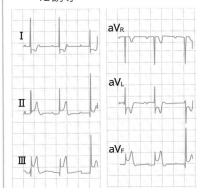

右側胸部誘導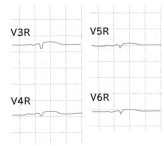

選択肢 ①側壁梗塞　②右冠状動脈閉塞による下壁梗塞　③左回旋枝閉塞による下壁梗塞
④右室梗塞　⑤広範囲前壁梗塞

 問題 2

下記12誘導心電図は、どの部位の心筋梗塞を表しているでしょうか？
2つ選んでください。

12誘導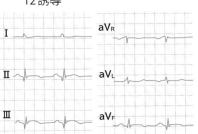

右側胸部誘導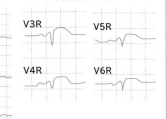

選択肢 ①側壁梗塞　②右冠状動脈閉塞による下壁梗塞　③左回旋枝閉塞による下壁梗塞
④右室梗塞　⑤広範囲前壁梗塞

Memo

問題 3

✏️ **この虚血を下記選択肢より1つ選んでください。**

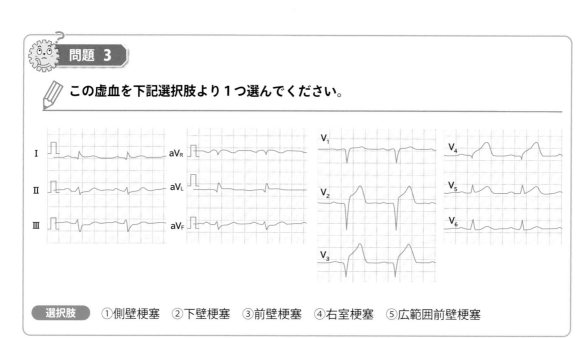

選択肢　①側壁梗塞　②下壁梗塞　③前壁梗塞　④右室梗塞　⑤広範囲前壁梗塞

問題 4

✏️ **この虚血を下記選択肢より1つ選んでください。**

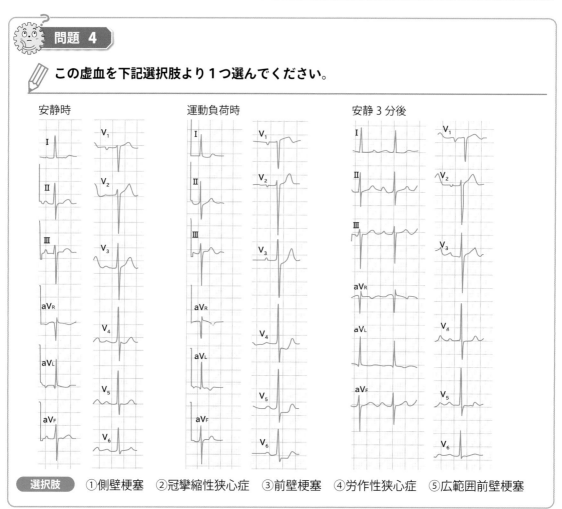

選択肢　①側壁梗塞　②冠攣縮性狭心症　③前壁梗塞　④労作性狭心症　⑤広範囲前壁梗塞

問題 5

この虚血を下記選択肢より1つ選んでください。

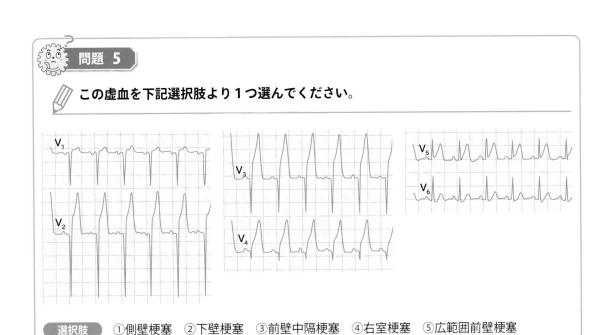

①側壁梗塞　②下壁梗塞　③前壁中隔梗塞　④右室梗塞　⑤広範囲前壁梗塞

問題 6

この虚血を下記選択肢より1つ選んでください。

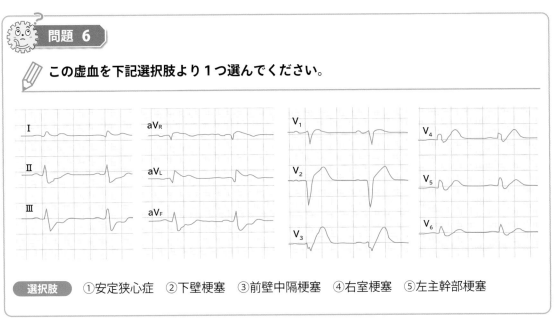

選択肢 ①安定狭心症　②下壁梗塞　③前壁中隔梗塞　④右室梗塞　⑤左主幹部梗塞

Memo

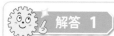 **解答 1** ② 右冠状動脈閉塞による下壁梗塞 🔍 P 144 参照

12誘導

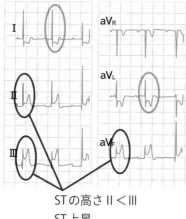

STの高さⅡ＜Ⅲ
ST上昇

対側性変化のST低下

右側胸部誘導

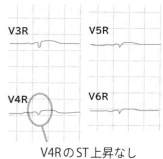

V4RのST上昇なし

解 説 Ⅱ、Ⅲ、aVF誘導でST上昇がみられるので、下壁梗塞の心電図になります。STの高さがⅡ＜Ⅲ誘導のため、右冠状動脈の閉塞が示唆されます。また、右胸部誘導のV4Rが上昇していないため、右室梗塞の合併は否定的です。Ⅰ・aVL・V2～V6誘導に対側性変化のST低下がみられます。

解答 2 ②,④ 右冠状動脈閉塞による下壁梗塞 🔍 P 144 参照 に
右室梗塞 🔍 P 149 参照 を合併

12誘導

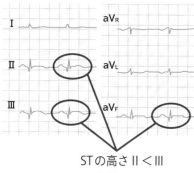

STの高さⅡ＜Ⅲ
ST上昇

右側胸部誘導

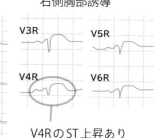

V4RのST上昇あり

解 説 Ⅱ・Ⅲ・aVF誘導でST上昇がみられるので、下壁梗塞の心電図になります。STの高さがⅡ＜Ⅲ誘導のため、右冠状動脈の閉塞が示唆されます。また、右胸部誘導のV4Rが上昇しているため、右室梗塞の合併が疑われます。

解答 3 ⑤ **広範囲前壁梗塞** Q P140参照

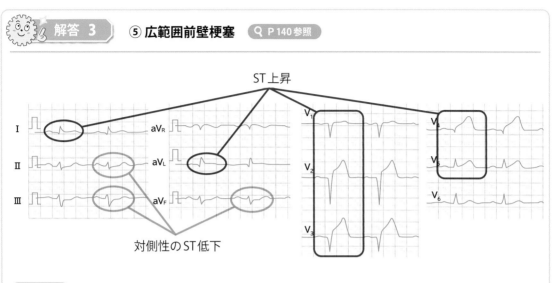

解 説 Ⅰ・aVL・V1〜5誘導でST上昇がみられ、Ⅱ・Ⅲ・aVF誘導で対側性のST低下がみられるため、広範前壁梗塞が疑われます。

3章

解答 4 ④ **労作性狭心症** Q P136参照

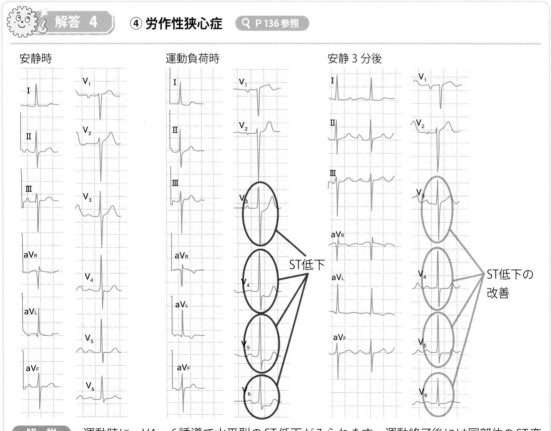

解 説 運動時に、V4〜6誘導で水平型のST低下がみられます。運動終了後には同部位のST変化は改善しているため、労作性狭心症が疑われます。

解答 5　③ **前壁中隔梗塞**　🔍 P142参照

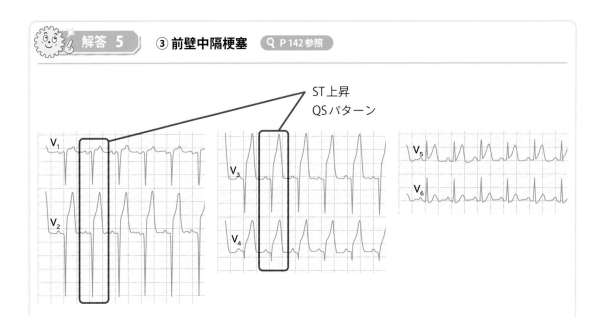

ST上昇
QSパターン

> **解説**　V1〜4誘導でST上昇、異常Q波がみられるため、前壁中隔梗塞が疑われます。また、同部位でR波が消失（QSパターン）しているため、貫壁性梗塞が示唆されます。

解答 6　⑤ **左主幹部梗塞**　🔍 P151参照

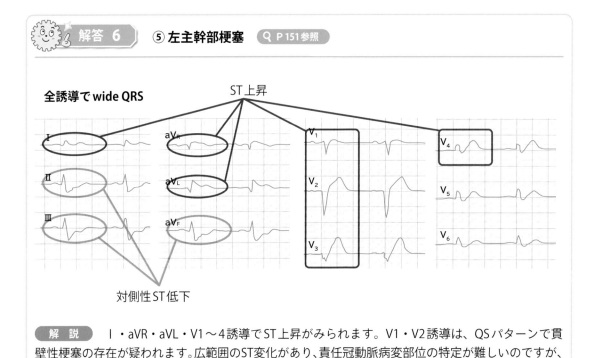

全誘導でwide QRS
ST上昇
対側性ST低下

> **解説**　Ⅰ・aVR・aVL・V1〜4誘導でST上昇がみられます。V1・V2誘導は、QSパターンで貫壁性梗塞の存在が疑われます。広範囲のST変化があり、責任冠動脈病変部位の特定が難しいのですが、aVR誘導のST上昇に注目します。同部位のST上昇は、左冠動脈主幹部の梗塞を反映します。左室が広範囲に障害されて伝導障害が生じたため、QRS幅が広くなるwide QRSがみられます。

4章

治療を知れば離床と看護が変わる！
ポイントを絞って学ぶ心臓の『治療』編

　心電図で不整脈や虚血を見抜いたら、次は治療です。
ここでは、今まで何となくぽやけて見ていた治療の世界
がはっきり見えるよう、わかりやすくポイントを絞って
解説していきます。作用・副作用だけでなく、離床や看
護のポイントもわかるので、きっと明日からの臨床が変
わって見えるはずです。それでは一緒に治療の扉を開き
ましょう。

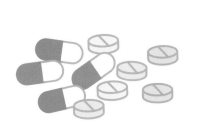

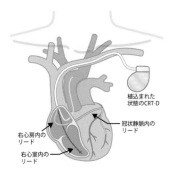

植込まれた
状態のCRT-D

冠状静脈内の
リード

右心房内の
リード

右心室内の
リード

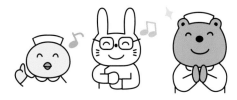

4章 Sec.1 抗不整脈薬

解説 不整脈治療の基本

不整脈治療の基本は、薬物治療と非薬物治療の2つです。非薬物治療は、さらにデバイス治療（ペースメーカなど）とカテーテルアブレーションに分かれます。

	不整脈の停止	再発予防
頻脈性不整脈	薬物治療（抗不整脈薬） 非薬物治療（電気的除細動）	抗不整脈薬の継続 カテーテルアブレーション ICD（植え込み型除細動器）
徐脈性不整脈	薬物治療（アトロピンなど） 非薬物治療（一時ペーシング）	薬物治療の継続 ペースメーカの植え込み

ここがポイント

Vaughan-Williams 分類（略式）

▶ 実践！ 離床完全マニュアル 2 　P.139参照

Vaughan-Williams（ボーン・ウィリアムス）分類[1]は、心筋活動電位に与える影響により、Ⅰ～Ⅳ群に分けられます。Ⅰ・Ⅲ群は不整脈そのものを治療するリズムコントロールとして、Ⅱ・Ⅳ群は心拍数を抑制するレートコントロールとして使用されます。

分類		活動電位 持続時間	Naチャネル ／結合解離	商品名	適応不整脈
Ⅰ Na⁺ チャネル 遮断薬	a	延 長	中 間	キニジン リスモダン アミサリン アジマリン, リトモス シベノール ピメノール	1.上室性期外収縮, 心室性期外収縮 2.心房細動, 心房粗動 3.上室頻拍 4.心室頻拍
	b	不 変		アスペノン	
		短 縮	速 い	キシロカイン メキシチール アレビアチン	1.心室性期外収縮 2.心室頻拍
	c	不 変	遅 い	プロノン タンボコール サンリズム	Ⅰaと同じ
Ⅱ		交感神経遮断薬 （β遮断薬）		インデラル セロケン テノーミン	洞性頻拍, 上室頻拍, 心室性期外収縮, 心室頻拍, 心房細動（粗）動の心拍数の調節
Ⅲ		活動電位持続時間延長 （K⁺チャネル遮断薬）		アンカロン ソタコール シンビット	心房細動,（肥大型心筋症合併例）, 心室頻拍, 心室細動（致死的, 再発性, 他剤無効例）
Ⅳ		Ca拮抗薬 （Ca²⁺チャネル遮断薬）		ワソラン ヘルベッサー ベプリコール	1.上室頻拍 2.ある種の心室頻拍 3.心房細（粗）動の心拍数調節

Vaughan-Williams 分類の作用機序

I 群　Na$^+$チャネル遮断薬

　Na$^+$（ナトリウムイオン）の心筋細胞内への流入を抑制することで、心筋の活動を鈍くします。それによりリエントリーや異常自動能を抑制します。性質の違いから3種類（I a・I b・I c）に分けられます。

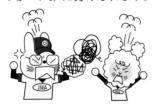

指示が乱れても落ち着いて打席に立てる

III 群　活動電位持続時間延長（K$^+$チャネル遮断薬）

　心筋細胞からのK$^+$（カリウムイオン）の流出を抑え、心筋活動時間を延長させるので、不応期が延び、抗不整脈作用をもたらします。

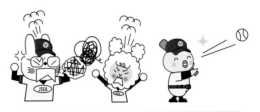

指示が乱れても反応せずマイペースに打てる

II 群　交感神経遮断薬（β遮断薬）

　洞結節や房室結節の受容体（アドレナリンβ$_1$受容体）を抑制することで、心拍数や心筋収縮力を低下させます。そのため、主に頻脈を抑える治療として使用されます。

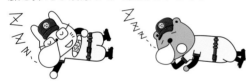

司令塔の働きを抑えて心拍数を下げる

IV 群　Ca拮抗薬（Ca^{2+}チャネル遮断薬）

　洞結節や房室結節の興奮を抑制することで、心拍数や心筋収縮力を低下させます。特に房室結節周囲の異常興奮を抑制するのに有用とされています。

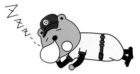

房室結節周囲の興奮を抑えて心拍数を下げる

その他（アトロピン・ATP・ジゴキシン）

　Vaughan-Williams分類に加えて、アトロピン・ATP・ジゴキシンを紹介します。アトロピンはアセチルコリン受容体を遮断するので、副交感神経抑制作用があり、徐脈治療（心拍数上昇）として使用されます。
　ATP（アデノシン3リン酸)は、洞結節や房室結節の興奮を抑え、主に発作性上室性頻拍に使用されます。
　ジゴキシンは、Na$^+$とK$^+$の心筋細胞への出入りを邪魔して、結果的に細胞内Ca^{2+}（カルシウムイオン）濃度を高め、心筋収縮力を強くします。また、房室結節を抑制し、心拍数を低下させる作用もあります。心機能が低下した心房細動の症例に使用されます。

離床のコツ

β遮断薬が効きすぎる！？

▶ 実践！離床完全マニュアル2　P.138参照

2.5mg SW-525
カルベジロール

運動負荷に対する心拍上昇が得られない事を「心拍応答不全」といいます。β遮断薬が効きすぎていると、心拍数の上昇が乏しく、運動耐容能が上がらない症例もあります。そのような場合は、主治医と相談してβ遮断薬を減量できないかどうか検討します。

写真提供 沢井製薬

4章 Sec.2 心筋虚血の治療薬

解説 心筋虚血治療の基本

　狭心症では、高脂血症や高血圧など動脈硬化の危険因子に対する薬物治療を中心に行い、心筋虚血が残存する場合は、待機的な血行再建術（経皮的冠動脈カテーテル治療PCIまたは冠動脈バイパス手術CABG）を行います。急性心筋梗塞では、薬物治療などの初期治療から迅速に再灌流療法（PCI、CABGなど）を行います。

虚血治療の種類

薬物治療

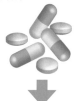

PCI

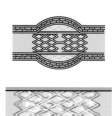

CABG

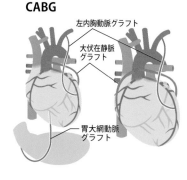

左内胸動脈グラフト

大伏在静脈グラフト

胃大網動脈グラフト

狭心症→適応例に対し待機的血行再建術
急性心筋梗塞→迅速な血行再建術

臨床のコツ

狭心痛より早い心電図変化

もしも、たった今、冠動脈が詰まったら、①壁運動の異常、②心電図ＳＴ変化、③狭心痛、④白血球・CK上昇、の順番で変化が生じるといわれています。狭心症状があるときに、心電図ST変化がなければ、虚血性心疾患以外の疾患も考えましょう。

抗血小板薬と抗凝固薬は何が違うの？

▶ 実践！臨床完全マニュアル2　P.147参照

　抗血栓薬といえば、「血液サラサラの薬」と表現することがありますが、実は、抗血栓薬には以下の2種類があります。抗血小板薬は、心筋梗塞や脳梗塞・閉塞性動脈硬化症などの、主に動脈にできやすい血小板血栓に対して使用します。一方、抗凝固薬は、心房細動や深部静脈血栓症などの、主に静脈にできやすいフィブリン血栓に対して使用します。したがって、冠動脈疾患に対しては、抗血小板薬が使用されることになります。

ここがポイント！治療薬の使い分け

スタチンと抗血小板薬は、動脈硬化の抑制を目的に多くの症例で使用され、硝酸薬・Ca拮抗薬・モルヒネは、病態に応じて追加使用されます。

硝酸薬

効果：抗狭心作用

体内でNO（一酸化窒素）を遊離して、全身性の血管拡張をもたらします。冠動脈の拡張と、特に静脈の拡張が特徴的です。

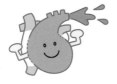

冠動脈の拡張イメージ

Ca拮抗薬

効果：抗狭心作用

血管平滑筋細胞のCa^+チャネルに結合し、Ca^+の細胞内への流入を抑制します。その結果、血管平滑筋が弛緩し血管拡張に繋がります。

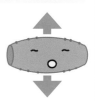

スタチン

効果：コレステロール低下、動脈硬化の抑制

脂質異常症治療薬の1つで、肝臓でのコレステロール合成に関わる酵素を阻害し、血中コレステロール値を低下させます。特にLDLコレステロールの低下作用が強力です。また、動脈硬化の抑制、プラーク（粥状動脈硬化の隆起性病変）の安定化作用により、虚血性心疾患の発症および再発予防に有効です。

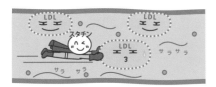

モルヒネ

効果：心筋梗塞の鎮痛作用

代表的な麻薬性オピオイド鎮痛薬です。主にオピオイド受容体のμ（ミュー）受容体（主に脳に発現）に作用して、強力な鎮痛作用を示します。

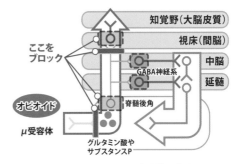

麻薬性オピオイド鎮痛薬の機序

抗血小板薬

効果：血栓形成の予防

血小板のCOX-1（シクロオキシゲナーゼ1）という酵素を阻害し、血小板の働きを抑えます。結果として血栓形成の抑制に繋がります。

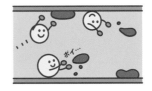

Column

心筋梗塞の初期対応 MONA

筆者は昔、先輩から心筋梗塞の治療の覚え方として"**MONA**（モナ）"で覚えるように教わりました。それぞれ治療の頭文字をとっていて、**M**：モルヒネ　**O**：酸素　**N**：ニトログリセリン（硝酸薬）　**A**：アスピリン（抗血小板薬）のことです。語呂合わせっていつまでも記憶に残りますね。

4章

4章 Sec.3 Naチャネル遮断薬（Ia群）

シベンゾリン（シベノール®）、プロカインアミド（アミサリン®）、
ジソピラミド（リスモダン®）など

作 用

ナトリウムチャネルに働き、ナトリウムが心筋細胞に流入するのを抑制する作用が主体で、ナトリウムチャネル遮断薬に分類されます。Vaughan Williams分類（以下：V-W分類）🔍 P160参照 では、Ia群に分類されます。ナトリウムチャネル遮断作用は、チャネルが開いている時に薬剤がチャネルに働くため、ナトリウムチャネルが開く回数が多ければ多いほど、作用が強いという特徴があります。心拍数が高い頻脈であるほど効果がみられやすく、徐脈では効果がみられなくなります。ナトリウムチャネル遮断作用だけでなく、カリウムチャネル遮断作用や抗コリン作用（プロカインアミド以外）もあり、活動電位時間を延長させます。心電図では、PQ間隔・QRS幅・QT間隔が延長します[2]。

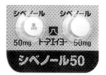

写真提供 トーアエイヨー

こんな人に使われる！

・頻脈性不整脈（上室性、心室性）

離床時の
ここがポイント

心筋収縮力低下（陰性変力作用）作用があるため、心不全を伴う患者さんに対して投与されている時には、心機能低下の原因になることがあります。離床時にはバイタルサイン・フィジカルアセスメントを頻回に行って、心不全徴候を見逃さないようにしましょう。

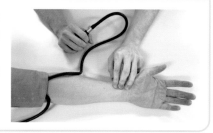

副作用

・抗コリン作用によるもの：尿閉・眼圧上昇・便秘・口喝・視調節障害（老眼のように物が見にくい）など
・カリウムチャネル遮断によるQT間隔延長によるもの：Torsade de pointes（トルサード・ド・ポアント）
・心筋収縮力の低下

♥ 看護ケアのポイント

抗不整脈薬にはたくさん種類があり、それぞれの作用が少しずつ異なりますので、薬剤がなぜ開始になったのか、その薬剤の副作用は何かを主治医・担当医と共有しておきましょう。特に投与開始時には副作用についてのチェック・ケアを日々のアセスメントに加えて、チーム共有するとよいでしょう。

Na チャネル遮断薬（Ib群）

リドカイン（キシロカイン®）、メキシレチン（メキシチール®）、
アプリンジン（アスペノン®）など

作　用

　ナトリウムチャネル遮断薬に分類され、心室性不整脈に用いられます。
活動電位持続時間を短縮させます。V-W分類 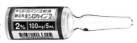 では、Ib群に
分類されます。心筋の収縮力を低下させる作用は微弱です。アプリンジン
以外は、薬理作用は弱く、短いのが特徴です。アプリンジンの作用時間は、

写真提供 サンド

他のIb群薬剤よりもやや長く、作用も強いとされています。そのため、心房にも作用するとされて
おり、他のIb群薬と異なり、心房性不整脈に使用されることもあります。

　心電図ではQT間隔が短縮します。PQ間隔・QRS幅は変わらないことが多いのが特徴です[2]。

こんな人に使われる！

- アプリンジン：心室性不整脈に加えて、
  心房細動・リエントリー性上室性頻拍
- アプリンジン以外：心室性不整脈（低心機
  能でも比較的使いやすい）

副作用

- 中枢神経症状（けいれん・精神症状・めま
  い・振戦など）
- 催不整脈作用（心室頻拍など）

離床時の
ここがポイント

　Ib群の不整脈薬は他の不整脈薬でコント
ロール困難なときに使用されることがあります。
これらが投与・処方されている時には、他の
不整脈薬の治療内容を確認するとともに、離
床を開始してよいか、これまで通りの離床でよ
いか主治医・担当医と相談しましょう。

♥ 看護ケアのポイント

　心房細動や発作性上室性頻拍の治療薬としては、第二選択・第三選択肢になりやすく、心室性期外収
縮やTorsades de pointesの治療で用いられる時には、専門医が処方することが多い印象です。そのため、
施設によっては処方・投与される機会が比較的少ないかもしれませんので、処方・投与された場合には、
用法や副作用を改めて確認しておきましょう。

Q&A　あなたの素朴な疑問に答えます

Q 局所麻酔薬でもリドカインを見かけます。
抗不整脈薬のリドカインと、局所麻酔薬のリドカインは同じものでしょうか。

A 　同じものです。ただし抗不整脈薬として投与する場合と、局所麻酔薬として投与するときの濃
度・用量が異なりますので注意しましょう。同じ薬ですので、局所麻酔として投与したリドカ
インが誤って静脈に入って心臓に働くと、抗不整脈薬として副作用を起こすことがありますし、抗不整脈
薬として投与したリドカインが脳や神経に働いて、麻酔薬として副作用を発生させることもあります。

作 用

V-W分類 🔍 P160参照 では、Ic群に分類されるナトリウムチャネル遮断薬です。作用が強く、作用時間も長いのが特徴です。心筋の収縮力を低下させる作用も強いのが特徴で、正常心拍数でも効果があるため、副作用の徐脈・心不全に注意が必要です。心電図ではPQ間隔とQRS幅が大きく延長します。QT時間は延長しないことが多いです[2]。フレカイニドは、カリウムチャネル遮断作用があったり、プロパフェノンはβ受容体遮断作用があったりなど、フレカイニド・プロパフェノン・ピルシカイニドはそれぞれ少しずつ作用が異なります。

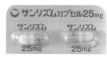

写真提供 第一三共

こんな人に使われる！

- 低心機能患者さんには使用を控える
  （興奮伝導抑制がⅠ群の中で最強）

副作用

- 催不整脈作用（QRS幅の増大・心室頻拍・
  心室細動・洞停止など）
- 心筋収縮力の低下

離床時の

ここがポイント

フレカイニド・ピルシカイニドには、内服薬と注射薬がありますが、筆者の経験では、どちらも内服薬でよく処方されています。内服処方だと重症感が少なく感じがちですが、心拍出量が低下しやすい薬ですので、血圧低下・呼吸苦・胸部不快感などに注意しながら離床を進めていく必要があります。

♥ 看護ケアのポイント

抗不整脈作用がⅠ群の中で最も強い薬ですので、抗不整脈薬による催不整脈作用の懸念もあります。既存の不整脈の状況の悪化がないかや、新たな不整脈の発生に注意しましょう。

Q&A
あなたの素朴な
疑問に答えます

Q 心房細動に対してIc群の薬が処方された後に、心房"細動"が心房"粗動"に変化しました。どうしてでしょうか？

A これはIc flutter（いちシー フラッター）と呼ばれる現象です[2]。Ic群が不応期を延長させることが影響するようです。ほかにも、Ia群でも抗コリン作用などによって、心房粗動になることがあります。1：1伝導型になり、心拍数300回/分の強い頻脈で、循環動態が不安定になることもありますので、注意が必要です。心房粗動になった場合には、新たに心房粗動の治療が必要になります。

β受容体遮断薬

4章 Sec. 6

ビソプロロール（メインテート®）、カルベジロール（アーチスト®）、
ランジオロール（オノアクト®）など

作 用

心臓は自律神経によって調節されています。交感神経は、心臓でアドレナリンを放出します。心臓のβ_1受容体にアドレナリンが結合すると心筋や洞結節の興奮を促して、心拍数が上昇し心拍出量が増加します。β遮断薬は、アドレナリンがβ_1受容体に結合するのを妨げることで、心拍数を減らします。V-W分類 Q P160参照 のⅡ群に分類されています

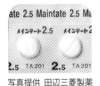

写真提供 田辺三菱製薬

こんな人に使われる！

・頻脈性心房細動、心室性期外収縮など。運動誘発性、心拍数増加時に生じやすい不整脈。

副作用

・心不全・完全房室ブロック・高度徐脈・洞不全症候群・肝機能障害など

離床時の ここがポイント

交感神経をブロックすることで心拍数が増加しづらくなるので、離床や運動負荷の際には、心拍数の増加だけを目安にすることには注意が必要です。β遮断薬は、心臓の収縮力も低下させますので、離床レベルや運動負荷量を増加させているときに、急な血圧低下が生じる危険があります。運動負荷量や離床レベルの目安に心拍数を用いる場合には、主治医と相談して目標値を検討しましょう。運動療法開始初期の簡便な目安として、安静時心拍数＋20回/分としておく方法があります[3]。心機能・運動耐容能には個人差がありますので、しばらく離床が進んだところで再検討しましょう。

♥ 看護ケアのポイント

副作用で、徐脈になったり、低血圧になったりすることがありますので、バイタルサインの測定をこまめに行いましょう。内服が開始されてすぐの場合には、心電図モニターを装着しておくと安心です。初めて処方される場合には、モニター装着の可否を主治医に提案してみるとよいでしょう。β受容体遮断薬を内服していると、心拍数が40/分くらいになることがあります。事前にドクターコール基準を検討しておきましょう。

Q&A あなたの素朴な疑問に答えます

Q β受容体遮断薬が投与されている患者さんで離床を進める際に、心拍数のほかに何を指標にすればいいでしょうか。

A 呼吸数や血圧など他のバイタルサインを指標にします。加えて、意識がある患者さんでは、自覚的運動強度がよく用いられます。有酸素運動に無酸素運動が加わる運動負荷量（嫌気性代謝閾値）と、自覚的運動強度のBorg scale 13（ややきつい）がおおよそ同じとされています[3]。自覚的運動強度が指標にならない場合には、血液ガス分析でのアシドーシスや乳酸値を確認しましょう。

4章

薬を丸ごと理解！ 抗不整脈薬と虚血治療薬をしっかり理解しよう **167**

Kチャネル遮断薬

特にアミオダロン（アミオダロン®）

作用

アミオダロンの主な作用は、カリウムチャネルの遮断です。V-W分類 🔍 P160参照 のⅢ群に分類されています。心室の再分極の遅延から、不応期の延長を伴い、抗不整脈作用を発揮します。

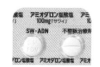

写真提供 沢井製薬

こんな人に使われる！

- 他のナトリウムチャネル遮断薬が無効の心房細動・心房粗動のリズムコントロール
- 心室細動、循環不全を伴う持続性心室頻拍、血行動態が安定している心室頻拍の停止・再発予防

離床時の
ここがポイント

不整脈抑制効果も強いが副作用の懸念も大きいアミオダロンが使用されているからには、何らかの重大な不整脈・心血管イベントが背景に存在する可能性があります。したがって、離床の頻度・レベルについて、主治医・循環器担当医と詳しく相談しましょう。

副作用

- 間質性肺炎・甲状腺機能低下症・催不整脈作用（QT延長、心室頻拍など）

♥ 看護ケアのポイント

注射薬は緊急時に使用されます。心停止時の心肺蘇生などで使用されることも多いため、救急カートに入っていることを確認しておきましょう。

 豆知識

QT延長にご注意！

アミオダロンの副作用には、QT時間延長があります。抗不整脈薬以外の薬物でもQT時間が延長するものがあり、何気なく薬剤処方を追加して多剤処方となると、QT延長によるTorsades de pointesで心停止、ということが起こりえます。QT延長がある薬剤で日頃処方さ

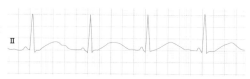

QT延長

れることが多いものとして、抗アレルギー薬、マクロライド系抗菌薬、ニューキノロン系抗菌薬、抗真菌薬、抗精神病薬、抗うつ薬などがあります。アミオダロン内服中の患者さんに、尿路感染症が生じてレボフロキサシン（ニューキノロン系抗菌薬）を処方したら、心室細動になったというようなことがないように、気を付けなければなりません。

Ca チャネル遮断薬 (非ジヒドロピリジン系)

ベラパミル (ワソラン®)、ベプリジル (ベプリコール®)、
ジルチアゼム (ヘルベッサー®) など

作　用

洞結節や房室結節のカルシウムチャネルを遮断することで、洞結節・房室結節の
興奮発生を減少させます。また、心筋の収縮を低下させる作用もあります。V-W
分類 Q P160参照 のIV群に分類されます。

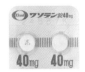

写真提供 エーザイ

こんな人に使われる！

- 発作性上室頻拍の停止・予防
- 心房細動・心房粗動のレートコントロー
  ル (細動・粗動の停止ではなく、対症療法
  的な心拍数の減少目的)
- 心室頻拍の停止・予防

副作用

- 徐脈・心収縮力低下による心不全・血圧
  低下・肝機能障害・腎機能障害

離床時の ここがポイント

　投与開始後しばらくは、急な心不全・血圧
低下の発生に注意しましょう。離床はそれま
でよりも小さいレベルで一度休憩し、バイタ
ルサイン測定やフィジカルアセスメントを行
うとよいでしょう。運動時の心拍数が上昇し
づらくなっていますので、運動療法開始初期
の簡便な目安として、β受容体遮断薬と同様
に、安静時心拍数＋20bpmとしておくことを
検討してもよいかもしれません。実際に運動
療法を行うと個人差がありますので、しばら
く離床が進んだところで再検討しましょう。

4
章

♥ 看護ケアのポイント

徐脈・血圧低下が生じやすいため、投与開始後は心電図モニターを装着し、バイタルサイン測定をこま
めに行っておくとよいでしょう。注射薬は緊急時に使用されることもありますので、救急カート内にあ
るか確認しておくと、緊急時の対処がスムーズになるかもしれません。

Q&A あなたの素朴な 疑問に答えます

Q 不整脈で使用するカルシウム遮断薬と血圧や狭心症で使用するカルシウム
拮抗薬は何が違うのですか？

A 　薬の基本構造が異なり、体の中の作用部位が異なります。どちらもカルシウムチャネルに作
用してカルシウムの細胞内への流入を押さえるという点では同じです。降圧薬・冠攣縮性狭心
症予防薬として使用されるカルシウム拮抗薬は、ジヒドロピリジン系と呼ばれる構造で、心臓よりも血
管の平滑筋にあるカルシウムチャネルに作用します。不整脈で使用するカルシウム遮断薬は、非ジヒ
ドロピリジン系と呼ばれ、心筋・刺激伝導系のカルシウムチャネルに作用しやすくなっています。

ニトログリセリン（ニトロペン®、ミオコール®）、
硝酸イソソルビド（ニトロール®、アイトロール®、フランドル®）など

作 用

硝酸薬は体内で一酸化窒素（NO）に変換されます。NOは細胞内のグアニル酸シクラーゼを活性化し、その結果、cGMPが増加します。このcGMPによって平滑筋が弛緩します。冠動脈の平滑筋を弛緩させることで、冠動脈を拡張させます。そのほかにもNOは、血小板凝集抑制・血管平滑筋細胞増殖抑制など多様な作用があり、これらが心筋梗塞・狭心症の治療に有用であるとされています。

こんな人に使われる！

・狭心症、心筋梗塞

副作用

・血圧低下・めまい・顔面紅潮・動悸・頭痛・嘔気・嘔吐・発赤など

離床時の ここがポイント

内服直後に血圧低下が生じやすくなっています。食後に硝酸薬が処方されている場合には、食後の離床ではこまめに段階を踏みながら進めていくとよいでしょう。

♥ 看護ケアのポイント

硝酸薬には、錠剤・注射剤・スプレー剤・テープ剤など多種類の形態があります。院内で採用されているもの、救急カートに入っているものがどの形態なのか確認しておくとよいでしょう。狭心症の患者さんでは頓用することがありますので、事前に残薬数を確認しておき、症状出現時に速やかに使用できるようにしておきましょう。

Column

ダイナマイト工場では狭心症が少なかった？

ニトログリセリンはもともと火薬として使用され、ダイナマイトの原料になっていました。ダイナマイトの製造工場で働いていた狭心症の人が、休みの日には狭心症の発作が出るのに、工場で働いているときは発作が出ないことに気づきました。それをきっかけに、ニトログリセリンが狭心症治療に使われるようになっていったといわれています。

Q&A あなたの素朴な疑問に答えます

Q 錠剤もスプレーもなぜ舌下投与なのですか？

A 硝酸薬は、内服だと肝臓で分解されて作用を失うからです。胃や小腸から薬剤が吸収されると門脈を通って肝臓を経由しますので、飲み込むと硝酸薬は効果が大きく減弱します。舌下投与によって舌の下にある毛細血管から吸収されると、肝臓を介さずに大静脈に流れて心臓に届きますので、硝酸薬がしっかり効きます。

Ca拮抗薬（ジヒドロピリジン系）

ベニジピン（コニール®）など

作用

血管平滑筋細胞にあるカルシウムチャネルをブロックすることで、細胞内へのカルシウムイオン流入を抑制し、血管収縮を抑えます。

写真提供 協和キリン

こんな人に使われる！

・冠攣縮性狭心症（異型狭心症）
・高血圧

副作用

・動悸・頭痛・ほてり感・便秘など

離床時の
ここがポイント

冠動脈が攣縮を起こすことで起こる冠攣縮性狭心症で、カルシウム拮抗薬を内服している場合には、冠攣縮性狭心症の症状出現に注意が必要です。運動耐容能が突然に低下する可能性がありますので、離床時には普段よりもバイタルサインの変化や胸部症状の出現などに注意しましょう。特に早朝に症状が出現することが多いので、朝一番で、トイレ誘導目的の離床を行う場合などでは注意が必要です。

♥ 看護ケアのポイント

冠攣縮性狭心症は深夜や朝方に胸部不快感が生じることが多いです。朝方の症状の有無を評価するとよいでしょう。カルシウム拮抗薬は降圧薬として処方されている場合もありますので、高血圧に対して処方されているのか狭心症に対して処方されているのか確認しておくと、ケア時の評価項目を絞り込みやすくなります。

豆知識

LとCR？

コニール®と同じ仲間のCa拮抗薬である商品名「アダラート」には、後にそれぞれLとCRが付く製剤があり、作用の持続時間が違います。アダラートL®は12時間ほど効果が続き、アダラートCR®は効果が24時間持続します。1日1回で済む場合があることから、CRのほうが最近は好まれて処方されます。

Q&A　あなたの素朴な疑問に答えます

Q カルシウム拮抗薬を飲んでいると、どうしてグレープフルーツジュースを飲んではいけないのですか？

A グレープフルーツに含まれるフラノクマリン誘導体という物質が、小腸や肝臓でカルシウム拮抗薬の代謝を妨げ、カルシウム拮抗薬が効きすぎてしまう可能性があるからです。もちろん、グレープフルーツジュースを飲むことだけでなく、グレープフルーツを食べることも控えた方がよいです。ただし、カルシウム拮抗薬の中でも、影響を受けやすい薬とそうでない薬があります。

抗血小板薬

アスピリン（バイアスピリン®）、クロピドグレル（プラビックス®）など

作用

動脈のプラーク（動脈硬化巣）が破綻した際に、そこで血小板が凝集して血栓が生じます。この血栓によって血管が詰まって冠動脈の血流が途絶えると、心筋梗塞になります。血小板が凝集するにはトロンボキサンA_2が働きます。低用量のアスピリンはトロンボキサンA_2を合成するCOX-1という酵素を阻害することで、血小板が凝集するのを妨げます。クロピドグレルは、血小板膜上のアデノシン二リン酸（ADP）受容体であるP2Y12を阻害することで、血小板が凝集するのを妨ぎます。

写真提供 バイエル薬品

こんな人に使われる！

・急性冠動脈症候群・安定狭心症・心筋梗塞の再発予防

副作用

・頭蓋内出血・消化管出血・眼底出血・悪心・嘔吐など

離床時の
ここがポイント

離床時は打撲や強い圧迫などで出血が生じないように注意しましょう。頭蓋内出血も生じやすいため、意識障害や認知機能低下、麻痺などの症状をこまめに確認しましょう。

♥ 看護ケアのポイント

心血管疾患抑制のために服薬を欠かさないように、服薬管理を十分に行いましょう。飲み忘れた場合には、気づいた時点でできるだけ早く1回分を飲むようにします。次の服薬予定時点に近かった時はそれまで待ち、次の通常の服用時間に1回分だけを服薬します。飲み忘れた1回分を追加して2回分を一度に飲ませないように注意して下さい。

抗血小板薬の副作用

抗血小板薬としてよく用いられるアスピリンの副作用として多いのが、胃潰瘍です。そのため、抗血小板薬としてアスピリンが処方されるときには、胃酸の分泌を抑えて胃潰瘍の発生を予防するランソプラゾールなどのプロトンポンプ阻害薬がセットで処方されることもあります。

Q&A
あなたの素朴な疑問に答えます

Q 抗血小板薬を2種類飲んでいる人がいますが、どうしてでしょうか？

A 抗血小板薬の2剤併用療法DAPT（Dual antiplatelet therapy）と呼ばれる治療法です[4]。冠動脈ステント留置後の、ステント内血栓発生を予防するために実施されます。抗血小板薬単剤よりも出血リスクが高くなるため、DAPT中のリハビリテーションやケアでは出血に注意しましょう。

4章 Sec. 12 スタチン

ロスバスタチン（クレストール®）、ピタバスタチン（リバロ®）、
アトルバスタチン（リピトール®）など

作　用

コレステロールが合成される際に働くHMG-CoA還元酵素を阻害することによって、肝臓でのコレステロール生合成を低下させます。その結果、血液中のコレステロール値を低下させます。

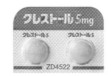

写真提供 アストラゼネカ

こんな人に使われる！

- 高LDL血症
  特に家族性高LDLコレステロール血症

副作用

- 発疹・倦怠感・横紋筋融解症（ミオパシー）・末梢神経障害・肝機能障害

離床時の
ここがポイント

　副作用の横紋筋融解症に注意が必要です。普段の離床で動かしている筋とは異なる筋に痛みが生じたことで、患者さんが横紋筋融解症になっていることに気づいた経験が筆者にもありました。離床時に筋痛が通常よりも強く生じていないか、普段と違う場所で生じていないかをチェックすることで、早期発見できるかもしれません。筋痛の部位や強さが普段と異なる場合には主治医・チームで情報を共有し内服薬を確認するようにしましょう。

♥ 看護ケアのポイント

高LDL血症がある患者さんでは、その他の動脈硬化因子として、糖尿病や高血圧症を合併していることが多くみられます。これら冠動脈疾患リスク因子の有無を確認し、それぞれの情報を関係者と共有し、ケアに活かしましょう。

Q&A
あなたの素朴な
疑問に答えます

Q 心筋梗塞の治療でスタチンが処方されるのはなぜですか？

A 　心筋梗塞の再発を防止するためです。一度心筋梗塞になった人は再発する可能性が高く、その予防策一つが、スタチンの処方です。スタチンには心筋梗塞を直接治療する作用はありませんが、スタチンによってLDLが低下し、心筋梗塞の再発が減ったという研究に基づいています[5]。

モルヒネ

モルヒネ塩酸塩®

作用

脳内や脊髄に作用し、痛みを脳に伝える神経の活動を抑制し、鎮痛作用を示します。胸痛の持続は、心筋酸素消費量を増加させ、梗塞巣の拡大や不整脈を誘発するため、鎮痛・鎮静は速やかに行います。硝酸薬を使用しても胸痛が持続する場合に、モルヒネが有効です。モルヒネには、血管拡張作用もあり、肺うっ血を軽減するのにも有効であるとされています[5]。

写真提供 塩野義製薬

こんな人に使われる！

・急性冠動脈症候群の胸痛

急性冠動脈症候群とは、急性心筋梗塞や不安定型狭心症など、冠動脈に血栓が生じて急速に心筋虚血が進んでおり、心臓性突然死の危険が高い症候群です。緊急治療が必要です。

副作用

・血圧低下・呼吸抑制・呼吸停止・嘔気・嘔吐・便秘

離床時の ここがポイント

急性冠動脈症候群でモルヒネが投与されている超急性期では、積極的な離床は禁忌です。心負荷を極力減らすように、ポジショニングなどで合併症防止を心がけましょう。冠動脈インターベンション術などが実施された後の離床は、胸部症状・心電図変化・バイタルサインの変化に注意しながら、各医療機関で定められた方法や主治医の指示に沿って離床を進めましょう。

♥ 看護ケアのポイント

モルヒネが投与されるほど強い胸痛が生じていますので、胸痛の強さ・持続時間は十分に確認しておく必要があります。副作用が生じやすい薬剤ですので、対応を準備しておくとよいでしょう。超急性期がひと段落して、一般急性期病棟に移ったときに、救急外来やICUで使用したモルヒネにより便秘になっていることがありますので、排便コントロールは普段以上に気にかけましょう。

Q&A あなたの素朴な疑問に答えます

Q 心筋梗塞の胸痛にモルヒネが使われていますが、ロキソプロフェンなどの非ステロイド性消炎鎮痛薬（NSAIDs）でもよいのでしょうか。

A 非ステロイド性消炎鎮痛薬は、炎症を抑えることで痛みを軽減する作用を発揮しますが、心筋梗塞の胸痛は虚血によるものなのでNSAIDsでは痛みが取れない可能性があります。また、モルヒネには鎮静作用があるため、苦しくて動いてしまう患者さんにに対し、全身の動きを抑えて酸素需要を減らし、心負荷を軽減するという目的にも使用されます。さらに、モルヒネには静脈拡張作用もあり、心臓への静脈還流量を減らすことで心負荷を減らします。これらのモルヒネの利点を活かして、胸痛の緩和に、NSAIDsよりもモルヒネが使用されています。

4章 Sec. 14 アトロピン

アトクイック®、アトロピン硫酸塩®

作 用

洞房結節・房室結節・心筋のアセチルコリン受容体をブロック（＝副交感神経抑制作用）することで、洞房結節・房室結節・心筋の興奮を促し、心拍数を増加させます。

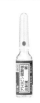

写真提供
ニプロ ES ファーマ

こんな人に使われる！

・徐脈性不整脈・房室伝導障害
・副交感神経興奮剤の中毒（または有機リン中毒やサリン中毒など）

副作用

・抗コリン作用（副交感神経抑制作用）により、口渇・便秘・散瞳・視調節障害・急性閉塞隅角緑内障・排尿障害が起こり得ます。潰瘍性大腸炎例では、中毒性巨大結腸を起こすことがあります。

離床時の ここがポイント

　徐脈性不整脈に対してアトロピンが投与されている間は、もちろん離床は禁忌です。アトロピンの投与のみで徐脈性不整脈が完治することは少なく、徐脈性不整脈の原因があればその治療が行われます。カテコラミンの投与やペースメーカー留置を行うこともあります。アトロピンが投与された患者さんでは、その後の治療状況・治療方針を確認して離床の再開を検討するようにしましょう。

♥ 看護ケアのポイント

　アセチルコリンを遮断する作用は、心臓だけでなく全身に及びます。その結果、様々な副作用が生じるので、注意が必要です。事前にこれらのリスクを確認しておくことはなかなか難しいので、治療中・治療後速やかに、副作用のチェックを開始するとよいでしょう。特に、緑内障（特に狭隅角の場合）・前立腺肥大症・うっ血性心不全・潰瘍性大腸炎・甲状腺機能亢進症などを合併している患者さんでは要注意です。

Q&A あなたの素朴な疑問に答えます

Q アトロピンを投与したのに、もっと徐脈になるって本当ですか？

A 　アトロピンの投与量が不十分であったり、投与速度が遅かったりした場合に生じる現象です。アセチルコリン受容体をブロックしたことが、アセチルコリンを放出する副交感神経にフィードバックされ、副交感神経がさらに頑張らなければならないと勘違いして、より多くのアセチルコリンを放出します。心臓に届いたアトロピンの量が十分であれば、それもブロックできますが、アトロピンが少ないと、遮断されたアセチルコリン受容体が少なく、アセチルコリンが増えた分、効いてしまうということが起こります。アトロピンを投与するときには、恐れず急速静注しましょう。

ジギタリス

ジゴキシン（ジゴシン®）、メチルジゴキシン（ラニラピッド®）など

作 用

心筋の細胞膜のNa/K ATPaseを阻害する結果、Naが心筋細胞内で一旦増えます。今度はそのNaを細胞外に排出するとき、引き換えにCaが心筋細胞に入ります。その結果、心筋収縮力が増強します。

心拍数抑制については房室伝導の抑制などがあり、上室性頻拍や心房細動の心拍数管理に用いられます。

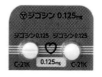

写真提供 太陽ファルマ

こんな人に使われる！

- 低心機能
- 心不全患者さんの心房細動のレートコントロール

離床時の ここがポイント

ジギタリスには労作時の心拍数上昇を抑える効果が小さいとされています[2]。あまり見る機会はありませんが、β遮断薬を内服しておらず、ジゴキシンのみを内服している場合には、離床時の心拍数に注意が必要です。安静時の心拍数が落ち着いていても、運動時の心拍数が増加しやすいことがあります。中止基準を確実に確認し、心不全徴候を見逃さないように行いましょう。

副作用

- 食思不振・嘔気・物が黄色がかって見えるなどの視覚症状・精神症状・各種不整脈など

♥ 看護ケアのポイント

ジギタリスは血中濃度が上がると副作用が生じやすいので、定期的な採血で血中薬物濃度を測定し、投与量を調整します。血中濃度・投与量が安定するまでは、心電図モニターを継続しておくのが無難です。また、血中濃度を長期間測定していない場合には、主治医に血中濃度の測定を提案してもよいかもしれません。ジゴキシン内服中は、心電図で盆状型ST下降がみられます。時に心筋虚血や左室肥大のST低下と区別がつきにくいときがありますので、注意しましょう。

Q&A あなたの素朴な疑問に答えます

Q ジギタリスの血中濃度測定は、どのタイミングで実施すればいいのでしょうか？

A 血中薬物濃度が定常状態に達したとき、一日の血中濃度変動の中で最低値（トラフ値）が副作用と関連するとされています。血中濃度測定の採血が指示された場合には、内服直前（前回内服後から12〜24時間経過後）に採血をおこないます。服薬後6時間は薬剤血中濃度が高いので、上記のように、副作用防止の視点から採血には向かないとされています。内服直前が困難な場合には、服薬後6時間以上経ってからの採血がよいようです[6]。

ATP

アデノシン３リン酸：Adenosine triphosphate（アデホス®）

作 用

洞房結節・房室結節にはアデノシン受容体があり、ATPがそのアデノシン受容体と結合することで洞房結節・房室結節の興奮を抑えます。

写真提供 興和

離床時の
ここがポイント

ATPが投与される状況下では、もちろん離床は禁忌です。薬効の持続は極めて短いので、投与後に洞調律に復帰して、循環動態が安定していれば、離床を開始・再開しても問題ないでしょう。

こんな人に使われる！

- 血行動態の安定したリエントリー性上室性頻拍

副作用

- 胸部不快感・心停止（一過性）・徐脈・顔面紅潮など

※ 上室性頻拍に使用する場合は保険適応について関係部署にお問い合わせください。

♥ 看護ケアのポイント

ATPの作用は、数秒程度ときわめて短いため、急速静注が必要です。ATPを静注してすぐに、ごく短時間ですが洞停止となることがあり、胸部不快感・気分不快が生じることがあります。10秒以内には洞調律に回復しますので、静注前にその旨を伝えておきましょう。一時的な洞停止についても、事前に説明して不安を軽減させることが大切です。

あるある失敗談

急速静注が怖い！?

本編で記載しましたが、薬効時間が短いため、急速静注が必要です。他には急速静注する薬剤はあまりないので、初めて筆者が自分で投与した時には、ビビッて"急速"にならなかった苦い思い出があります。もちろん、全く反応なし。思い切りシリンジを押して投与しましょう。生理食塩水20mlを、後押しして流し込むこともあります。

Q&A あなたの素朴な疑問に答えます

Q 上室性頻拍で、ATP投与とカルディオバージョン（電気ショック）のどちらを行うかは、どう判断するのでしょうか。

A 循環動態が安定しているかどうかによって異なります。循環動態が安定している場合には、ATP急速静注が行われることが多く、循環動態が不安定な場合には、カルディオバージョンが行われることが多くなります。循環動態が不安定な場合には、ATP投与は、一過性に洞停止が生じたり、洞調律化までに時間がかかったりするので、循環動態がさらに悪化する恐れがあります。また、ATP投与後も上室性頻拍がおさまらず、他の抗不整脈薬の静注などの投与も無効な場合にも、カルディオバージョンが行われます。

どんな治療？

不整脈の治療に用いられる電気的除細動器には、2つの使用方法があります。1つ目は、心室細動に用いる除細動（defibrillation・非同期電気ショック）、2つ目はその他の不整脈に用いるカルディオバージョン（cardioversion・同期電気ショック）です。この同期とは、心電図波形のQRS波にタイミングを合わせて通電させることをいいます。

頻脈性の不整脈に対し、カルディオバージョンを行うことで異常な電気興奮を正常な状態にする方法です。

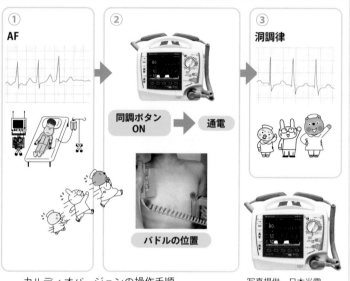

① AF　② 同調ボタン ON → 通電　パドルの位置　③ 洞調律

カルディオバージョンの操作手順　　写真提供　日本光電

こんな人に使われる！

カルディオバージョンは、心房粗動・心房細動・発作性上室性頻拍などに使用します。同期をしなければならない理由は、受攻期（T波の頂上付近）とよばれる非常に不安定な時期に通電してしまうと、心室細動を発生させ、心停止につながる恐れがあるからです。

！ 日常生活における注意点

頻脈性不整脈の種類と持続時間によっては、患者さんの血行動態が不安定となっていることが考えられます。胸痛や呼吸困難感・血圧低下・意識障害などショックに近い状態になる危険性があります。不整脈が発生した場合の自覚症状を確認し、迅速に応援を呼び、安静をとりましょう。

離床時の ここがポイント

カルディオバージョン実施前後では、必ずベッドサイドで観察できる心電図モニターを装着することが必要です。カルディオバージョン後の離床は、どのタイミングで可能なのか一定の基準はありません。不整脈が発生しやすい状況であり、少なくとも数日間はモニター監視を継続しながら離床を進めていく必要があります。同時に薬物療法も併用することが多く、その効果を医師とともに判定し離床を進めます。

♥ 看護ケアのポイント

除細動（非同期電気ショック）の場合は、心室細動や無脈性心室頻拍に対する最優先治療として行われます。

しかし、カルディオバージョンの適応となる不整脈の場合でも、意識がありバイタルサインも不安定ながらも維持できていることがあります。その際には、カルディオバージョンに伴う苦痛緩和のため、鎮静剤を使用することもあり、その準備の必要性を見極めましょう。

色々なVTの呼称と電気ショックの使い分け

心室性期外収縮が3つ以上連続して出現した場合は、心室頻拍あるいはショートラン（short run）といいます。また30秒以内に洞調律に戻る場合を、非持続性心室頻拍（NSVT: Nonsustained ventricular tachycardia）といい、30秒以上持続する場合を、持続性心室頻拍（SVT: Sustained ventricular tachycardia）といいます。

心電図モニターを装着している人に、心室頻拍が出現していたため、ベッドサイドに急いで行ってみると平気な顔をして座っていることがあります。このように、一時的あるいは30秒以内で洞調律に戻るNSVTは、自覚症状の出現なく過ごしている人もいます。モニター監視をしている人が、ヒヤリとする瞬間です。しかし、30秒以上持続していると、血圧低下や意識消失をきたし、心室細動へ移行するパターンもあるため、必ず患者さんの様子を確認することが必要です。

また心室頻拍（VT）に対して、除細動かカルディオバージョンのどちらを選択するのかに関しては、同期できる波形かどうかがポイントとなります。単形性心室頻拍（いわゆるVT）は同期できるのでカルディオバージョン、多形性心室頻拍は同期できないので除細動の適応です。

除細動の適応

- 無脈性心室頻拍（pulseless VT）
- 多形性心室頻拍（torsades de pointes）
- 心室細動（Vf）

カルディオバージョンの適応

- 心室頻拍（VT）
- 発作性上室性頻拍（PSVT）
- 心房細動（AF）
- 心房粗動（AFL）

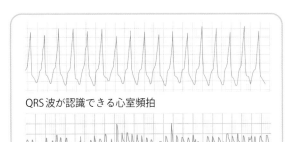

QRS波が認識できる心室頻拍

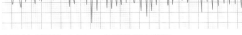

QRS波が認識できない多形性心室頻拍

 Q&A あなたの素朴な疑問に答えます

Q 頻脈性の不整脈に対しては、必ず電気的除細動/カルディオバージョンが適応になるのですか？

A 頻脈性の不整脈であっても、状態が安定していれば必ずしも除細動器使用の適応とはならず、薬剤による治療が優先されます。除細動器からの通電を繰り返すことで、心筋傷害の合併症も懸念されるので、注意が必要です。除細動器は、速く連続した興奮状態を、電気刺激によって正常状態に戻すことが目的ですので、徐脈性の不整脈や洞性頻脈は適応にはなりません。また心静止（asystole）や無脈性電気活動（PEA: Pulseless electrical activity）は、電気的除細動器の適応とはなりません。

ペースメーカ（植え込み型）

どんな治療？

ペースメーカ（植え込み型）とは、心臓を刺激することで脈拍を補助する植え込み型の医療機器です。ペースメーカ本体（ジェネレーター）は、左鎖骨下に植え込まれることが多く、電池は約10年前後で交換する必要があります。24時間365日心臓の刺激を監視し、必要に応じて電気刺激を出しています。

植え込み型ペースメーカを挿入することで、通常の生活を送ることができ、患者さんのQOLは向上します。しかし手術から間もない時期は、患者さんにとっては一生付き合わなければならない不安や負担感もあるため、精神面や社会資源を含めた支援が必要となります。

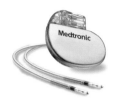

写真提供 メドトロニック

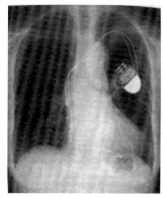

ペースメーカリード位置

こんな人に使われる！

- 症状のある洞不全症候群
- 房室ブロック
- 徐脈性心房細動

離床時の ここがポイント

最近の植え込み型ペースメーカは非常に精度が高く、体外式ペースメーカにみられるような重篤な作動不全は臨床上ほとんど遭遇しません。ペースメーカ植え込み術直後は院内で対応が決められていればそれに応じて安静度を決めますので、主治医に確認の上、離床を進めるようにしましょう。

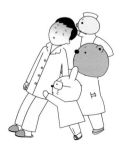

！ 日常生活における注意点

植え込み型のペースメーカを挿入された方には、必ずペースメーカ手帳が配布されています。現在の設定値等が記載されているため、常に携帯することを説明しましょう。一般的な家電製品使用は、ほぼ問題ありませんが、MRI（磁気共鳴画像診断装置）やリハビリで使用する超短波機器は避けて下さい。ガイドライン[7]にも社会復帰時の注意点が記載されていますので、参考にしてみるとよいでしょう。

♥ 看護ケアのポイント

ペースメーカ植え込み術後の疼痛出現時は、鎮痛剤等により疼痛緩和に努めましょう。また手術後は、挿入部位の清潔を保ち、出血や皮下血腫、モニター監視を行い、異常がないか観察していきます。

植え込んだリードが心臓内に固定されるのは、1～2ヶ月かかるといわれています。

退院までに、ペースメーカ挿入側の上肢は、激しく動かすことや重い荷物を持つことなどは避けるよう、日常生活における注意事項を十分理解してもらうことが必要です。

ペースメーカの作動コード

▶ ポケットマニュアル「循環器ケアと早期離床」 P.53参照

　ペースメーカには作動コードという暗号が設定されています。通常３つのアルファベットが並んでおり、それぞれの文字の配列には意味があるので理解しておくとよいでしょう。例えば、VVIモードでは、「心室」を感知し、設定された時間内に自己脈を検知しなければ「心室」をペーシング（刺激）し、検知すればペーシングを出さない（抑制）という設定になります（左表）。各モードの適応を右表に示します。

刺激（ペーシング）部位	感知（センシング）部位	反応様式
A（Atrium）：心房	A（Atrium）：心房	I（Inhibit）：抑制
V（Ventricle）：心室	V（Ventricle）：心室	T（Trigger）：同期
D（Dual）：両方	D（Dual）：両方	D（Dual）：両方
	O：感知しない	O：反応しない

モード	適応
AAI	洞不全症候群
VVI	房室ブロック 徐脈性心房細動
DDD	房室ブロック 洞不全症候群
AOO/VOO	術中など（電気メスによる電気干渉を避ける）

離床のコツ

VVIモードに要注意

　VVIモードは、右図のように心房にリード線が挿入されていないため、心房の感知機能がありません。よって、心房の収縮と関係なく心室ペーシングを行うため、「心房→心室」の連動した収縮がありません。この結果、心拍出量低下や血圧低下を招くことがあるので注意が必要です。

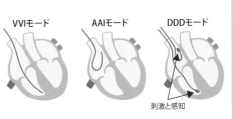

VVIモード　AAIモード　DDDモード

刺激と感知

Q&A　あなたの素朴な疑問に答えます

Q　ペースメーカの植え込み術後、腕をどこまで動かしてよいのでしょうか？

A　答えの決め手は、リード線の種類です。リードにはスクリューインリードとタインドリードがあります。前者は心臓への固定力が強く、また心室中隔に留置することができるので、心室中隔ペーシングが可能となります。後者は先端にひげ状の突起物（タイン）がついていて心筋の肉柱に引っ掛けるだけなので、手術手技が比較的容易とされていますが、リードのディスロッジ（抜け落ち）の懸念があります。現在の主流は、心室中隔ペーシングが出来るスクリューインリードですので、固定力が強く、特に可動域制限はありません。ただし、施設によって考え方に違いがありますので、主治医と相談してから動かすようにしましょう。

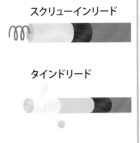

スクリューインリード

タインドリード

どんな治療？

　心臓手術後には、心臓手術中の心停止や心筋切開などの影響により、不整脈が発生しやすい状況となります。心室細動や房室ブロックなどの致死性不整脈のリスクに備え、一時的に、心房や心室の心筋、もしくは心外膜にリードを固定することを体外式ペースメーカ（一時ペーシング）といいます。

　具体的には、徐脈に伴う心拍数の補助や、心房細動時のオーバードライブペーシングを使用して洞調律に戻すこと、房室ブロック時の房室間の刺激伝導系を一時的に担うなど、多くの適応があります。

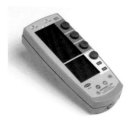

写真提供 メドトロニック

こんな人に使われる！

・開心術を伴う心臓手術後
・心筋梗塞による一過性徐脈
・ペースメーカ植え込みまでの一時的処置

離床時の
ここがポイント

　離床を開始する前に、異常を判断するために、ペースメーカの設定を確認しましょう。必ず心電図モニターで監視されていますので、離床の前後には心拍数が設定範囲内か、ペーシング不全となっていないか、確認します。特に体外式の場合、比較的細いリードがペースメーカ本体と接続されていますので、離床前後でコネクター部分が確実に接続されているかを確認します。

　ペースメーカを装着していても、歩行などは可能です。その際は、必ず心電図モニター監視下で行うとともに、不整脈出現の有無、ペーシング不全の有無、自覚症状（動悸・めまい・ふらつき・倦怠感など）の有無、血圧低下、末梢冷感の有無も確認しましょう。

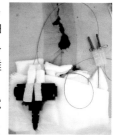

ペースメーカリード線

! 日常生活における注意点

　患者さんが自立している場合は、必ず患者さん自身でもコネクターの接続部や固定部は十分気をつけるよう説明しておきます。固定部の剥がれやワイヤーの緩みにより、コネクターとの接続が外れると、生命に直結することもあります。胸部前面に固定しますが、固定や接続が確実か患者さんにも十分理解してもらう必要があります。医療者は、患者さんへの指導とともに機器の設定確認を定期的に行うことが必要です。

♥ 看護ケアのポイント

　体外式ペースメーカが装着されている患者さんを担当する場合は、設定モード・作動不全（次頁参照）・バッテリー残量について確認してください。設定モードは、心機能の状態にあわせて医師が設定を変更することがあるので、定期的なチェックが大切です。また、作動不全は、循環動態に直接影響するため、発見した場合は、速やかに医師・臨床工学技士に報告しましょう。

豆 知 識

▶ ポケットマニュアル「循環器ケアと早期離床」 P.52参照

植え込み型ペースメーカと体外式ペースメーカの違い

体外式ペースメーカは、植え込み型ペースメーカ挿入までの「見極め期間」として使用されます。

	植え込み型	体外式
挿入期間	永久的	一時的（最大1週間程度）
適応	洞不全症候群、房室ブロックなど改善しない徐脈	開心術後、心筋梗塞後 植え込みまでの一時的処置
手術時期	待機手術	緊急手術が多い
ジェネレーター（刺激発生機器）の位置	多くは鎖骨下、心臓内の場合もある	体外に設置
リードの位置	体内	体内から体外へ出ている
離床の注意点	・固定が適正かは外観からは不可能 ・胸部X線写真でリードの位置を確認	・リード/ジェネレーターを含めた固定を確実に確認する ・離床に伴うリード外れに注意 ・ペーシング不全に注意

4
章

離床のコツ

ペーシング不全の対処法

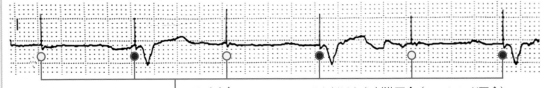

└ スパイク　　※ ○スパイクだけなら刺激不全（ペーシング不全）

　この図の黄色部分では、ペースメーカの刺激（赤丸部分）が出ているにもかかわらず、心室の動きであるQRS波が見られません。ペースメーカの刺激が出ているのに心臓が反応を示していない状態のことを「ペーシング不全」といい、ペースメーカ作動不全の一種です。この場合、ペースメーカ設定の刺激（ペーシング閾値）を強くすることが一つの対処法ですが、この方法によっても改善しない場合、刺激部位であるリードの位置が適正ではない可能性があります。

 Q&A あなたの素朴な疑問に答えます

Q ペースメーカ設定「DDD：50/140」とはどのような設定ですか？

A 　DDDモードは、心房と心室の両方を感知し、必要に応じて、それぞれに刺激を出す設定です。質問の設定は、自己のP波が50回/分以上になると心房ペーシングは抑制され、自己のP波が50回/分以下になると心房ペーシングを行うという設定です。心室の興奮が心室ペーシングの設定値より早ければ抑制し、遅ければ心室ペーシングを行います。心房に同期して心室のレートは、最大140回/分まで追従し、それ以上の心拍数でペーシングすることはありません。

4章 Sec.20 心臓再同期療法
(CRT: Cardiac resynchronization therapy)

どんな治療？

　心臓は、洞結節から始まる刺激伝導系によって、効率的に血液を送り出すという役割を果たすため、心臓全体が協調して均衡の取れた動きになっています。しかし重症心不全の中には、刺激伝導系での電気信号の流れに異常をきたし、心臓の動きの均衡が悪くなっている場合があります。また心室中隔欠損症や三尖弁逆流症など右室負荷がある場合、心室中隔の奇異性運動（収縮時に右室方向に動く）により、心不全をきたしている場合があります。心不全でこのような心臓の動きになっている場合、心臓左右からペーシングを行うことで心臓の全体的な動きを正常化させ、機能や症状を改善させることを目的としているのが、心臓再同期療法（CRT）といわれるものです。

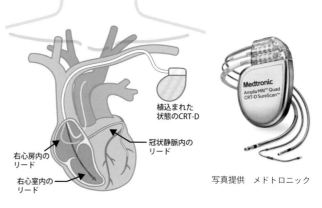

植込まれた
状態のCRT-D

冠状静脈内の
リード

右心房内の
リード

右心室内の
リード

写真提供　メドトロニック

CRTの挿入位置

こんな人に使われる！

・重症心不全の中で、心臓同期不全があり薬物療法により改善しない場合

離床時の
ここがポイント

　現在のところ、植え込み型医療機器による手術後の安静時期や可動制限など、施設間により差があるようです[8]。それぞれの施設によって、規定されている基準に沿って離床を進めていきましょう。
　離床時は手術後の重大な合併症であるリードの離脱やずれ、創部出血や感染徴候がないかを注意深く観察してください。心機能の改善や突然死を避けるために挿入された植え込み型医療機器は、患者さんのQOL向上にも役立つことや、過剰な安静を保つことの弊害を、患者さんに理解してもらいながら、許可された範囲内で離床を促していきましょう。

！ 日常生活における注意点

　CRT施行時には、必ずペースメーカ手帳が配布されています。現在の設定値や機器の確認日時等が記載されているため、外出時は常に携帯することを説明しましょう。日常生活で関わる電磁波を発生する家電製品は植え込み部分を近づけないよう注意が必要です。一般的な家電製品は近づかなければ、問題ありませんが、MRI（磁気共鳴画像診断装置）やリハビリで使用する超短波機器は避けて下さい。判断に悩むときは、医師や臨床工学技士に相談しましょう。

♥ 看護ケアのポイント

CRTには、両心室ペーシングを行う両室ペースメーカ（CRT-P）と、除細動機能付き両室ペースメーカ（CRT-D）があります。患者さんに挿入されているCRTがどちらなのかを把握しておきましょう。いずれも重症心不全の方に適応となりますが、CRT-Dは致死性の不整脈を合併している方に適応となりますので、植え込み後においても、致死性不整脈の出現には注意が必要です。

離床のコツ

CRT適応の覚え方

CRTの効果を期待できる患者さんの特徴として、①NYHA≧Ⅲ、②LVEF（左室駆出率）≦35%、③左脚ブロック、④QRS幅≧120ms（3目盛り以上）などが有効とされています。筆者は覚えやすいように、CRT（しーあーるてぃ）は、①NYHA**3**以上、②LVEF**35**%以下、③**さ**きゃくブロック、④QRS幅**3**目盛り以上、と「さ行」繋がりで覚えています。

NYHA分類って何？

▶ ポケットマニュアル「循環器ケアと早期離床」 **P.34参照**

NTHA（New york heart association：ニューヨーク心臓協会）分類は身体活動の自覚症状により、主に慢性心不全の重症度を評価する方法です。CRTの適応基準の1つとしても活用されています。

・自覚症状に基づいた分類です.

Ⅰ度	心疾患を有すが、通常の労作では疲労、動機、呼吸困難、胸心痛など自覚症状を引き起こさない　（7METs以上）	⇒ 症状なし
Ⅱ度	安静時には自覚症状はないが、通常の日常生活の活動によって上記の自覚症状を惹起するもの　（5〜6METs）	⇒ 階段で症状
Ⅲ度	軽度の労作によって自覚症状が出現するために、日常生活が著しく障害するもの　（2〜4METs）	⇒ 平地で症状
Ⅳ度	いかなる労作も行うことはできない。安静時に自覚症状が存在することもある　（1MET以下）	⇒ 寝たきり状態

Q&A　あなたの素朴な疑問に答えます

Q　CRT-D（除細動機能付き心臓再同期療法）の場合、除細動などが発動したらどうしたらよいですか？

A　心室頻拍が起こった場合は、抗頻拍ペーシングが行われます。これは頻拍周期より短い周期でペーシングを行い、頻拍発作を停止させる機能です。ほとんどの場合、痛みを感じることはありません。この方法で頻拍発作が改善しない場合は、カルディオバージョン（同期電気ショック）が発動します。患者さんは、胸を叩かれた感じや、軽度の不快感を訴えることがあります。患者さんによっては、いつ電気ショックによる刺激がくるかわからない不安や恐怖を感じる方もいるかもしれません。しかし致死的な不整脈が電気ショックによって救命できている事実をしっかりと理解してもらいましょう。また医師とも電気ショックが発生した場合の対応を相談しておきましょう。定期的に受診してもらうことにより、プログラマーを通して発動記録を把握することができます。

植え込み型除細動器
（ICD: Implantable cardioverter）

どんな治療？

　体内に植え込んだ除細動器が、致死的不整脈を感知し、ショックを与えて自動的に治療します。これにより心臓性突然死を予防し、生命予後を改善する有効で確立された治療となります。ICDは、心室頻拍に対して頻拍周期より短い周期で心室ペーシングを行い、心室頻拍を停止させる抗頻拍ペーシングの機能があります。また、抗頻拍ペーシングが有効でない場合、心室波に同期させ、電気ショックを与えるカルディオバージョンを行い、さらに心室細動が発生した場合は、一刻を争うため除細動を行います。

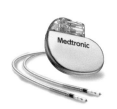

写真　メドトロニック株式会社

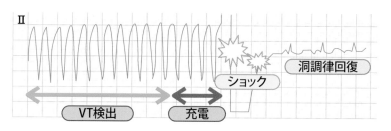

こんな人に使われる！

・繰り返す心室頻拍/心室細動

離床時の　ここがポイント

　ガイドライン[3]においても、ICDが植え込まれた患者さんに対するリハビリテーションの有効性や重要性が記載されています。施設で離床の基準やクリニカルパスがある場合は、それに従います。挿入後数日は、挿入側上肢の可動域は制限し、肩の高さ程度に留めます。下肢の制限はありませんので、積極的に下肢の運動を進めましょう。疼痛や不安感から、過度な安静臥床になっていないか注意し、患者さんとともに、創部（挿入部位）の感染徴候（発赤・腫脹・熱感・疼痛）や皮膚の色調変化等も確認しながら退院後の生活を見据えていきましょう。生活様式や職場復帰を考えながら、入院から生活指導を進めていきましょう。また、胸部X線写真で、リードの位置や走行、先端位置の変化がないかも観察しましょう。離床中は、心電図モニター（12誘導心電図含む）は常に監視できる体制にして異常がないか観察しながら行いましょう。

！ 日常生活における注意点

　ICDが挿入される高齢者の患者さんが増加しています。挿入直後は可動域制限を守りつつ、過度な安静臥床にならないよう適度なリハビリテーションを心がけましょう。特に高齢者の患者さんは、心配だからという理由で肩関節を全然動かさないと拘縮してしまいQOLは低下してしまいますので、許可できる運動を説明しておくことが必要です。

♥ 看護ケアのポイント

　高齢者の植え込み症例が増加していることから、ICDに対する患者さんの理解度は確認しておきましょう。第一に、術前から術後に起こりうるリスクや対処方法を事前に説明しておくことが大切です。創部の感染予防行動・安静の保持・可動域制限の説明など、患者さん自身が守るべきことを理解することで、術後合併症の発症を防ぐことにもつながります。

 あるある失敗談

ICDからサイレン音が・・・

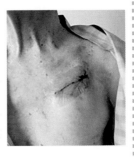

　筆者がリハビリ室でICD挿入患者さんに運動療法を実施していると、突然「ピー！　ピー！」とICDから大きな警報音が鳴り響きました。もしやICDの除細動機能が作動するのかと慌ててしまいましたが、特に患者さんに変わった様子はなく、30秒ほどで音が止みました。すぐに臨床工学技士さんに報告したところ、ペースメーカが何らかの異常を検知した場合の警告音だったようで、バッテリーの低下やリードの異常などをお知らせしてくれる安全機能なのだとか・・。筆者は慌てふためいてしまいましたが、緊急事態ではないので落ち着いて主治医に報告しましょう。

 豆知識

ICD植え込み後は安静？

ICD植込み後の心不全に対し運動耐容能とQOLの改善を目的に、運動療法を実施することがガイドラインで推奨されています。デバイス治療を行ったから安静にするのではなく、むしろ適切な運動指導を行うことが重要です。

 Q&A あなたの素朴な疑問に答えます

Q ICD植え込みの患者さんの運動療法で気をつけたほうが良いことは何ですか？

A　まず、運動前に必ずペーシング設定や頻拍治療設定ゾーン（領域、範囲）を確認しておくことが重要です。運動中は、心電図モニター監視により、そのゾーンを超えない運動にとどめましょう。たとえ心拍数が機器設定の心室頻拍治療開始の設定基準を満たしていても、実際には心室頻拍かどうかは、その他の条件を含めたアルゴリズムにより診断されるため、洞性頻脈で心室頻拍の治療が始まるわけではありません。ただし心室細動治療が必要な心拍数（VFゾーン）に達した場合は、すぐに電気ショックが発動します。通常、VTゾーンの心拍数よりもVFゾーンの心拍数が高く設定されていますので、注意しながら行いましょう。

どんな治療？

心房細動に対する非薬物治療として、カテーテルアブレーションがあります。これは、カテーテルを挿入し、不整脈の原因となっている心筋部位を焼灼したり、異常な興奮が心筋の他の部位に伝わらないようにする治療です。心房細動では、原因となる肺静脈内の異常な電気的興奮が心房に伝わらないように、肺静脈・心房間の心筋を焼灼して電気的に絶縁するなどの治療がされます。

心房細動以外の頻脈性不整脈にも適応があり、例えばWPW症候群では異常な副伝導路を焼灼して、頻拍を停止させます。

心房細動は近年、高齢社会に伴って増加傾向にあります[9]。したがって、今後ますます不整脈根治治療の中心的存在として期待されています。

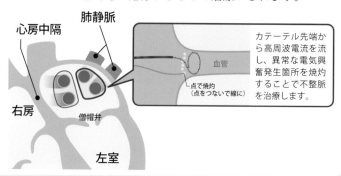

カテーテル先端から高周波電流を流し、異常な電気興奮発生箇所を焼灼することで不整脈を治療します。

こんな人が適応！

・主に薬物療法に抵抗性の心房細動・心房粗動
　他に頻脈性不整脈として房室回帰性頻拍（WPW症候群）・心房頻拍・心室頻拍

離床時の ここがポイント

カテーテルアブレーション後は、出血と血栓塞栓症のリスクが高いことが特徴です。カテーテル穿刺部の出血や血腫、心タンポナーデのリスクもありますので、離床の際にはそれらの徴候がないか確認しましょう。

また心房細動や心室頻拍のような不整脈では、カテーテルアブレーションを行っても、10～30%程度に再発をみとめることが報告されています[10,11]。したがって、患者さん自身にも自分で検脈できるよう指導し、脈拍の自己管理にも協力を得ます。

カテーテルアブレーションの周術期では、抗凝固療法が行われます。これはカテーテルアブレーション後、1～3ヶ月程度に心原性脳梗塞のリスクが存在するからです。

！ 日常生活における注意点

カテーテルアブレーションを受ける患者さんでは、高齢者が多い傾向があります。周術期には、抗凝固療法が行われるため、出血徴候に注意します。日常生活においては、転倒やどこかにぶつけたりすることのないよう、履きもの選択や手すりをつかんで行動するなどの転倒予防行動についての指導が必要です。

♥ 看護ケアのポイント

カテーテルアブレーション後は、出血と血栓塞栓症のリスクが存在していることを考えながら、心電図モニター監視を行います。心房細動が再発した場合の自覚症状（動悸・めまい・倦怠感等）の特徴を患者さんへ説明し、症状出現時には迅速に伝えてもらうようにします。

Q&A あなたの素朴な疑問に答えます

Q カテーテルアブレーション後に不整脈が再発することもあると聞きます。この治療を実施するメリットを教えて下さい。

A 不整脈の根治を目指すカテーテルアブレーションですが、再発する方も少なくありません。しかし、心房細動を未治療のまま放置しておくと、心原性脳梗塞や心不全の発症につながる可能性が高くなります。特に心原性脳梗塞は、発症すると脳梗塞の範囲は広く、重い後遺症が起こる可能性が高くなります。したがって、治療としてエビデンスが確立しているカテーテルアブレーションは有効な選択肢となります。

豆知識

心房細動の治療：リズムコントロールとレートコントロール

心房細動の治療には、心房細動を洞調律に戻すリズムコントロールと、心房細動はそのままで心拍数を調整するレートコントロールの2つがあります。カテーテルアブレーションは、薬物療法で無効な心房細動に対するリズムコントロールとして、最後の砦となります。ただし、1年以上も持続している心房細動に対しては、効果は限定的であるともいわれています。

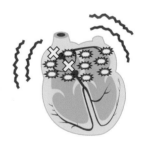

心房細動

ここに注意！

心房細動と腎機能障害

心房細動は、発作性・持続性・永続性に分類されますが、いずれにしても心房細動が存在すると、心機能低下を引き起こすことがあります。心房細動は加齢に伴い発症率は増加しますが、高齢者では加齢や生活習慣病に伴い腎機能が低下していますので、薬物療法を行う場合、腎排泄型の薬物も多いことから心機能だけでなく、腎機能の評価も注意しなければなりません。

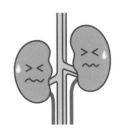

どんな治療？

上肢の橈骨動脈や下肢の大腿動脈からカテーテルを挿入し、冠動脈の狭窄している部分をバルーンで膨らませ、ステントを留置するなどします。そうすることで、狭窄していた冠動脈が拡張され、低下していた冠動脈の血流が回復します。PCIにはいくつかの種類があります。

ステントを留置すると、その部位で血小板凝集反応が起こる可能性があります。そのため血栓を予防するために抗血小板剤を服用する必要があります。

PCIの種類	治療	特徴
バルーン拡張術 POBA （Plain old balloon angioplasty）		バルーンカテーテルにより狭窄病変を拡張する
ステント治療術 1）BMS（Bare metal stent） 2）DES（Drug-Eluting stent）		コイル状または円柱の金属製支持物を挿入して、拡大（BMS）するだけの場合や、内腔を支えるステントの表面に薬剤（DES）を塗り込み，少しずつ放出するタイプもある
経皮的冠動脈血栓溶解療法 PTCR （Percutaneous transluminal coronary reperfusion）	血栓 例:血栓をやっつけているところ	血栓部位に対し，直接溶解薬を注入する
ロータブレーター		硬い石灰化病変に対し，先端のダイアモンドチップのバーを高速回転させ，研削する
方向性冠動脈粥腫切除術（DCA）		カテーテル先端についたカッターにより，動脈硬化組織の切除を行う

離床時の ここがポイント

施設により異なりますが、上肢であれば術後の安静時間は1〜2時間程度、下肢であれば6時間以上となることが多いようです。安静を強いられることになり、その間、特に腰痛が高頻度に出現します。PCI後は安静が必要になることを事前に説明し、腰痛へは適時マッサージや鎮痛剤の投与を考慮しましょう。またPCIは、動脈穿刺に伴う出血のリスクがあるため、血圧低下や、脈拍の上昇、穿刺部の観察は定期的に行いましょう。

虚血性心疾患に対するPCI後は、多くの施設でクリニカルパス（一種の手順書）が導入されています。問題がなければ、クリニカルパス通りに離床は進みます。カテーテル操作によって、既存の動脈硬化プラークが全身の血管内に飛散して、手指や腎障害などの塞栓症を起こすことがあります（コレステロール塞栓症）ので、離床時にこれらを評価しておくことも重要です。

こんな人が適応！

・虚血性心疾患（労作性狭心症・心筋梗塞）

！ 日常生活における注意点

PCI後は、症状の消失から患者さんは完治したと感じていることも少なくありません。しかし、運動を含めた生活習慣を見直さなければ、再狭窄のリスクが上昇します。入院中に生活背景を見つめ直し、改善できるところがないか他職種と検討していきましょう。

♥ 看護ケアのポイント

　PCI後はカテーテル穿刺部の確認が重要です。穿刺部の出血や皮下血腫の有無を確認して下さい。術後に皮下血腫がある場合は、血腫の周りをマーキングし、拡大がないかどうか評価していきます。血腫がどんどん拡大していくようであれば、医師への報告とともにただちに用手圧迫を開始して下さい。血腫が拡大し仮性動脈瘤を形成すると外科的処置が必要になるので迅速な対応が肝心です。用手圧迫のポイントは、穿刺部の少し中枢側を指先でしっかりと押さえることです。

離床のコツ

術後をイメージした説明を

　大腿動脈から穿刺したカテーテルを挿入する場合安静臥位を保つために、尿道カテーテルが挿入されます。また術後出血を予防するために、穿刺側下肢の安静を十分理解してもらう必要があります。必ず、術前に術後の状態をイメージした説明を行いましょう。

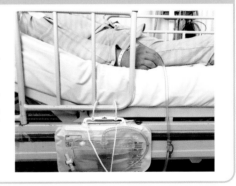

Q&A　あなたの素朴な疑問に答えます

Q　PCI後の生活で気をつけることはありますか？

A　　PCIによって、冠動脈内の狭窄や閉塞は解除されますが、再び狭窄を起こすこともあります。ステント留置後の抗血小板剤の内服は、忘れないように注意喚起をしておきましょう。冠動脈の狭窄や閉塞は、生活習慣が大きく関わっています。患者さんの生活背景を知り、入院中や外来等で、継続的に禁煙・食事療法・運動療法を指導し、糖尿病や高血圧・脂質異常症のコントロールができているか確認しておきましょう。

4章

冠動脈バイパス術
（CABG: Coronary artery bypass grafting）

どんな治療？

冠動脈の狭窄や閉塞に対し、血行再建手術（冠動脈バイパス術：CABG: Coronary artery bypass grafting）を行うことで、不足している冠動脈の血流を回復させる治療です。バイパス手術は、冠動脈の病変部位に応じて、大伏在静脈・内胸動脈・胃大網動脈・橈骨動脈のいずれかが選択されます。また人工心肺を使用するCABG（on-pump CABG）と人工心肺を使用しないCABG（off-pump CABG）があり、患者さんの状態によりどちらを選択するか決定されます。

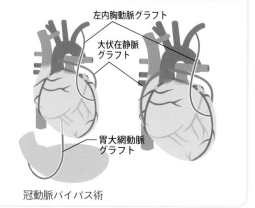

冠動脈バイパス術

左内胸動脈グラフト

大伏在静脈グラフト

胃大網動脈グラフト

こんな人が適応！

- PCIなどのカテーテル治療が困難な狭心症
  →完全閉塞病変、左冠動脈主幹部の狭窄・治療箇所が3カ所以上
- 心筋梗塞

♥ 看護ケアのポイント

予定手術で、術後合併症を起こすことなく経過していれば、手術後数日で歩行することも可能です。ただし心臓への侵襲は高い手術なので、離床時には常にモニタリング監視を行い、疼痛への早期対処、点滴・ドレーン管理を整えた上で離床を進めましょう。

離床時の
ここがポイント

離床の際には、CABGで使用する人工心肺の使用歴を確認することと、冠血流の維持に努める事が重要です。人工心肺を使用する影響として、血液の凝固因子や血小板の減少、血液希釈による凝固能の低下が起こります。また上行大動脈などから剥がれた粥腫（動脈硬化病変）が塞栓源となり、脳血管を閉塞するリスクがあります。また、バイパスグラフト内の血流が低下すると心筋虚血から胸痛を誘発してしまうため、血管内脱水・低血圧・心房細動などには注意が必要です。

離床は、各施設に応じたプロトコールや基準に従い進めていきましょう。心臓手術後は、循環動態に変動をきたしやすく、循環器作動薬の使用や、離床の際に気をつけなければならないチューブやドレーンが挿入されていることも多いため、これらの管理にも注意が必要です。

！ 日常生活における注意点

標準的な開胸法である胸骨正中切開は、骨癒合に約2～3か月要します。その間、胸骨に負担をかける動作は避けましょう。例えば、重たいものを持つことや（10kg以上は禁）、体幹を捻ったり反らしたりすること、スポーツなどはしばらく控えるようにします。他の開胸法では、運動制限がほとんど不要のものもありますので事前に主治医と確認しましょう。

豆知識

使用するグラフトによる長所・短所

CABGで使用する材料（血管）のことをグラフトといいます。実臨床では冠動脈の狭窄部位や患者さんの状態に応じて使用するグラフトを決定しています。

使用するグラフト	長所	短所
内胸動脈 （ITA: Internal thoracic artery） RITA：右内胸動脈 LITA：左内胸動脈	・最も長期開存が期待できる ・有茎グラフト*	・両側ITAの使用で、縦隔炎のリスク増加 ・術後肋骨や背中の痛みが生じやすい
橈骨動脈 （RA: Radial artery）	・ITAと同時採取可能 ・長期開存良好	・石灰化のリスク（術前にエコー評価） ・術後スパズムのリスク ・透析患者では使用できない
大伏在静脈 （SVG: Saphenous vein graft）	・採取が容易 ・長いグラフトが採取できる ・LITA,RITAと同時に採取可能 ・グラフト内の血流量が他のグラフトより多い	・開存率は動脈グラフトに劣る（10年で約50%が閉塞する） ・術後伏在神経障害（下肢知覚障害、浮腫）の可能性
胃大網動脈 （GEA: Gastroepiploic artery）	・有茎グラフト*	・開腹の必要があり、術後消化器症状に注意 ・開腹歴、胃潰瘍の既往がある場合は使用不可 ・術後スパズムのリスク ・流量が少ない

＊有茎グラフトとは、バイパスに使用する血管の片方だけ（冠動脈側につなぐ側だけ）を切り離し吻合する血管のことを指します。内胸動脈や胃大網動脈が有茎グラフトに該当します。また遊離グラフトとして、橈骨動脈・大伏在静脈が挙げられます。これは血管の両端を切り離した状態で採取し、吻合箇所に用いられます（前頁の図を参照）。

離床のコツ

冠血流の低下に要注意

　術後スパズム予防のために、冠拡張薬やCa拮抗薬を使用することがあります。これらの薬剤は、血圧を低下させる作用がありますので、至適血圧を確認しておくことが大切です。冠動脈の血流は収縮期よりも拡張期に多く流れるため、特に拡張期血圧の低下に注意しましょう。

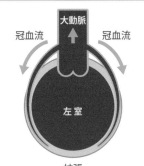

冠動脈に血液が灌流する。

演習問題

これまで学習してきた治療に関する問題を解いてみましょう。

 問題 1

次の抗不整脈薬のうち、離床の中止基準や負荷の目標に心拍数を用いる場合、特別な基準を設ける必要があるのはどれか、2つ選んでください。

選択肢 ①β遮断薬　②アスピリン　③スタチン　④カルシウムチャネル遮断薬　⑤硝酸薬

 問題 2

徐脈性不整脈で投与されるのはどれか、1つ選んでください。

選択肢 ①リドカイン　②アトロピン　③ニトログリセリン　④アスピリン　⑤スタチン

 問題 3

ペースメーカ手術（植え込み型）後のケアのポイントで正しいものはどれか、1つ選んでください。

選択肢

① 手術は1～2時間で終了するため、術後の制限は特に必要ない
② リードの固定を確実にするために、ペースメーカ留置側の上肢の可動制限を行う
③ リード位置の確認方法は、心電図波形でしか確認することができない
④ 手術後は、1週間程度の安静臥床が必要である
⑤ 病院の定期受診の時だけ、ペースメーカ手帳を持参してもらう

 問題 4

心臓再同期療法（CRT）について、正しいのはどれか、1つ選んでください。

選択肢

① CRTの手術は、全身麻酔下で行われる
② CRT植え込み後は、上肢の可動制限はなく重いものを持っても問題ない
③ CRTは、心室が遅れて拡張する部分に刺激を与え、左右の心室を同時に拡張させる
④ CRTの合併症としては、冠動脈損傷や心タンポナーデ、横隔膜神経刺激（吃逆）がある
⑤ NYHAクラスⅠ～Ⅱ、QRS幅が130msec以下の心室内伝導障害があるとCRTの適応となる

問題 5

ST上昇急性心筋梗塞が疑われるときに、ただちに投与を検討するものはどれでしょうか、該当するものを全て選んでください。

選択肢 ①アスピリン ②モルヒネ ③ニトログリセリン ④クロピドグレル ⑤酸素

問題 6

次の抗不整脈薬のなかで、薬理作用として心収縮力が増加するのはどれか、1つ選んでください。

選択肢 ①プロカインアミド ②カルベジロール ③アミオダロン ④ジギタリス ⑤ベラパミル

問題 7

冠動脈バイパス手術の際に使用されるグラフト血管について正しいものはどれか、1つ選んでください。

選択肢

① 有茎グラフトとは、動脈グラフトのことである
② 遊離グラフトとは、静脈グラフトのことである
③ 動脈グラフトは、術後血管攣縮（スパズム）を起こす可能性がある
④ 静脈グラフトは、動脈グラフトに比べ開存率が良好である
⑤ 冠動脈への血流を維持するためには、収縮期血圧が重要である

解答 1 ① **β遮断薬** 🔍 P 167参照
④ **カルシウムチャネル遮断薬** 🔍 P 169参照

解 説 β遮断薬とカルシウムチャネル遮断薬は、運動負荷によって心拍数が上昇しづらくなります。これらが投与されている場合には患者毎に心拍数の目標値を主治医と相談しておきましょう。

解答 2 ② **アトロピン** 🔍 P 175参照

解 説 アトロピンのみ徐脈性不整脈で使用されます。1は頻脈で、3・4・5は虚血性心疾患で使用されます。

解答 3 ② リードの固定を確実にするために、ペースメーカ留置側の上肢の可動制限を行う

解説 リードと本体を皮膚内に定着させるために、ペースメーカ留置側上肢の可動制限が必要となります。疼痛も生じることがあるため、積極的に鎮痛を図り、過度な安静臥床とならないようにしましょう。バストバンドで腕と体幹を固定することで、疼痛が緩和されることがあります。

解答 4 ④ CRTの合併症としては、冠動脈損傷や心タンポナーデ、横隔膜神経刺激（吃逆）がある

解説 術後注意するべきことは、ペースメーカ手術後と同様です。CRTの適応となるのは、十分な薬物療法にもかかわらず、NYHA分類Ⅲ～Ⅳの重症心不全、左室駆出率35%以下、QRS幅が130msec以上の心室内伝導障害があることなど、心エコー所見と合わせ左心室の同期不全が証明されている場合に適応となります。

解答 5 すべて：アスピリン、モルヒネ、ニトログリセリン、クロピドグレル、酸素

解説 ST上昇急性心筋梗塞の初期治療で、ニトログリセリン・アスピリン・モルヒネの投与が勧められています。冠動脈インターベンション（PCI）が行われる場合にはクロピドグレルの併用も検討されます。酸素飽和度低下時は酸素投与も忘れないように。

解答 6 ④ ジギタリス Q P 176 参照

解説 ジギタリスは、抗不整脈薬のなかでは唯一心収縮力増加作用があります。その他は心収縮がやや低下するか、変化しません。

解答 7 ③ 動脈グラフトは、術後血管攣縮（スパズム）を起こす可能性がある

解説 動脈グラフトである内胸動脈や橈骨動脈は、静脈グラフトに比べ平滑筋が多く存在します。血管攣縮（スパズム）の起こる機序は、明らかではありませんが、血管内皮細胞障害や血管平滑筋の過収縮が関与していると考えられています。術後は硝酸薬やCa拮抗薬を使用しながら血管攣縮を予防します。心電図上でST変化や不整脈がないかを観察し、必要時は12誘導心電図を取ることで異常の早期発見に努めます。

5章

これぞプロ！
「できるスタッフ」の緊急対応、教えます

　突然、目の前の患者さんが急変したら、頭が真っ白に！そんな経験はありませんか？急変対応のポイントさえ押さえておけば、万が一の事態にも落ち着いて対処ができるようになります。ここでは、不整脈によって生じた急変に、迅速に対応できるように"プロの技"をこっそり伝授します。それでは、一緒に緊急対応について学びましょう。

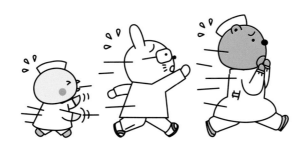

急変対応が必要な心電図波形

 こんな場合は応援を要請しよう

バイタルサインをアセスメントし、突発的に発症し急速に進行、かつ基準範囲（個人の正常値）から大きく外れる場合、緊急対応が必要となります。意識がない、呼吸が止まっているなど、明らかに生命兆候が見られない場合はすぐに応援を要請します。

 緊急対応が必要な心電図波形

これらの波形が出現した場合は緊急対応が必要になります。すぐにベッドサイドに急行し、患者さんの状態を確認して下さい。

①心室細動（VF）

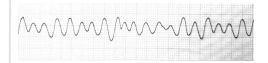

波形の特徴

- 無秩序で不規則な基線の揺れ

②持続性の心室頻拍（VT）

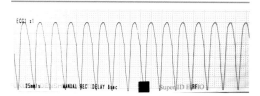

波形の特徴

- 幅の広いQRS波が連続して発生

③無脈性電気活動（PEA）

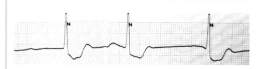

波形の特徴

- 心室細動,心室頻拍以外何らかの心電図波形。ただし脈拍は触れない。

④心静止（asystole）

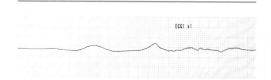

波形の特徴

- 平坦
- 脈は触知しない

 報告のコツ

意識・呼吸・脈拍に問題がない場合

心電図に異常が見られても、患者さんのバイタルサインに問題がない場合もあります。そのような時は、①電極の貼り付け方を確認する、②誘導コードのはずれがないかどうか確認する、③波形の感度を調整する、などの対応を行いましょう。技術的な問題で、心電図が見かけ上異常となり得ます。

医師への電話報告のコツ

電話報告のコツ

医師に電話で報告する場合、診断名を伝えようとすると、つい考えこんでしまい対応が遅れます。大切なのは細かな診断名ではなく、大まかな心電図の特徴（頻脈や徐脈、幅の広いQRSの出現など）や血圧、自覚症状などを伝える事です。患者さんを救いたい気持ちを伝えれば、きっと医師が対応してくれます。

報告の仕方

報告する内容とは

ステップ1：慌てず落ち着いて所属と名前を
緊急時の医師への電話報告はうまく報告できるか緊張することもありますが、落ち着いてまずは自身の所属と名前をはっきり伝えます。

ステップ2：患者さんの名前をフルネームで伝える
どの患者さんについて話をしているのか、医師に正確に伝える事が重要です。患者さんのフルネームはもちろん在室病棟や疾患名なども補足して伝えるとより丁寧です。

ステップ3：心電図波形の大まかな特徴とバイタルサイン、自覚症状を伝える
まず最初に心電図波形の特徴（頻脈や徐脈など）を伝え、次に血圧や心拍数などのバイタルサイン、最後に自覚症状を報告しましょう。

📞 具体的な電話報告のしかた

1.頻脈発見時

「ヤギ先生、離床太郎さんが10分前より頻脈になっています。血圧は95の55、心拍数は120、動悸を訴えられています。どうしますか？」

2.徐脈発見時

「ヤギ先生、離床太郎さんが5分前から徐脈になっています。血圧は82の50、心拍数は46、立つとフラフラすると訴えられています。どうしますか？」

3.心室頻拍・心室細動発見時
（ベッドサイドに急行し、意識消失していた場面。周りの応援を要請した後、医師に報告）

「ヤギ先生、たった今、離床太郎さんが心室頻拍（または心室細動）になりました。意識消失し、現在CPR（心肺蘇生）中です。緊急対応をお願いします。」

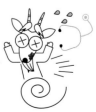

報告すべき波形とは

ポイント1　頻脈出現時

　モニター心電図で、新規に頻脈が出現した場合は報告が必要です。筆者は心拍数が100回/分を超えるものを頻脈と考え、注意しています。血圧評価や動悸などの訴えを聴取し、医師に報告しましょう。

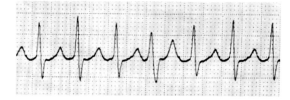

ポイント2　徐脈出現時

徐脈にも注意が必要です。心拍数が60回/分を下回る場合、洞不全や房室ブロックを疑い、医師への報告が必要です。

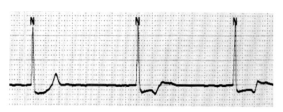

ポイント3　幅が広いQRS波形

　モニター心電図で、急に幅の広いQRS波形が出現した場合は要注意です。血圧低下、めまい、意識消失などの症状が出現する事もありますので、評価後に医師に報告しましょう。

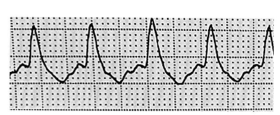

報告のコツ

致死性の不整脈はすぐに伝えよう

　心室頻拍 P78参照、心室細動 P80参照、心静止の場合はベッドサイドに急行し、患者さんの状態を確認して下さい。呼びかけに反応しないなど意識消失を認める場合や、何かおかしいと判断した場合は、すぐに応援を呼び医師に報告して下さい。緊急対応が必要になる上記不整脈では、波形を理屈抜きの"形"で覚えて、すぐに行動できるようにしておいて下さい。

  　豆　知　識

これぞプロ！　「できるスタッフ」の動き方

看護師はこう動く！

医師到着までの間は、チームリーダーとして招集した人数を役割分担します。良質なCPR(心肺蘇生)が行えるよう指示を出します。また他にもタイムキーパーや経時記録、物品準備や家族対応を行います。医師到着後は、処置介助、薬剤投与を行います。

リハスタッフはこう動く！

リハビリ中に急変した場合、その時の状況や患者さんの様子を情報共有します。急変対応の人数に応じ、CPRに参加します。

これが現場の動き方 一次救命処置（BLS）の実際

BLSの流れ

　BLSは心肺蘇生の基本となる手技ですので、しっかりと習得する必要があります。基本的な流れは、反応の確認、呼吸・脈の確認、胸骨圧迫（心臓マッサージ）、人工呼吸、そしてAEDの装着となります。院内で定期的に講習会を開催して日頃から練習しておくことが大切です。

①	反応なし
②	呼吸・脈の確認
③	心肺蘇生（CPR）胸骨圧迫
④	心肺蘇生（CPR）人工呼吸
⑤	AED/電気的除細動器装着

① 反応確認のポイント

　周囲の安全を確認するとともに、自身の感染防護をおこないます。その後、患者さんの肩を叩いて反応を確認します。反応がない場合は、その場を離れずに応援要請をしましょう。

　ナースコールの種類によっては、通常の呼び出し音と異なる音でスタッフの呼び出しができる、スタッフ専用コールがあります。このコールは、緊急と知らせることができるため、所属施設のナースコールについても知っておくことが大切です。

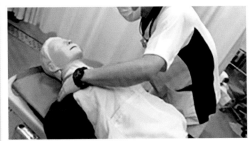

反応の確認

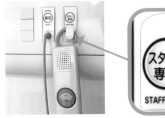

スタッフ専用コール

ここに注目！

これができれば、あなたもプロの仲間入り

　可能であれば、呼び出しと同時に必要物品の手配もできるようになりましょう。救急カート、AED、DC（直流除細動器）を準備できればあなたもプロの仲間入りです！

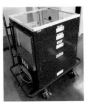

救急カート

AED

DC

② 呼吸・脈の確認のポイント

　呼吸の見方は、呼吸に伴う胸郭の動きを見たり、また、呼吸に伴う空気の流れを肌で感じて、その音を聞きます。

　気道確保し、呼吸を観察しながら、頸動脈の拍動の有無を確認します。呼吸と脈拍の確認に10秒以上かけないようにします。わからない時は「なし」と判断し胸骨圧迫を開始します。

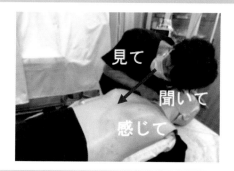

ここに注目！

備えあれば憂いなし

ここでは、呼吸の「ある」「なし」を判断できれば良いですが、頸動脈の触知もできるよう、普段から自分の頸動脈を触ったりして、頸動脈が触知できる位置を確認しておきましょう。

③ 心肺蘇生（CPR）胸骨圧迫のポイント

胸骨圧迫は左右の乳頭を結ぶ線状を約5cm（6cmを超えない）の深さで、1分間あたり100〜120回のテンポで行います。

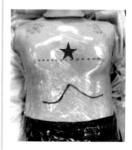

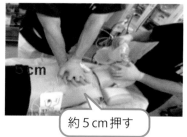

約5cm押す

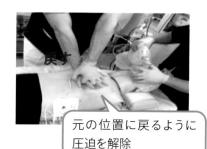

元の位置に戻るように圧迫を解除

戻しが大事！

毎回、胸骨圧迫のあと、完全に胸壁が元の位置に戻るまで圧迫を解除して、血液が心臓に戻ってくる時間を作ることが重要です。

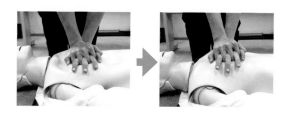

④ 心肺蘇生（CPR）人工呼吸のポイント

　人工呼吸の準備ができしだい、30：2（連続30回の心臓マッサージの後、連続2回の人工呼吸）の比率で胸骨圧迫に人工呼吸を加えます。一般的に人工呼吸を行う場合は、頭部後屈あご先挙上法を用いますが、必要に応じて下顎挙上法を行うことがあります。

　バックバルブマスクで換気する場合は、空気が漏れないように抑えます。1人で行う場合は、EC法がお勧めです。EC法はEの指（3本）で下顎を固定しCの指（2本）でマスクをフィットさせる方法です。約1秒かけて胸が上がる程度の換気量（約500〜600ml）で行い、過大な換気量に注意します。

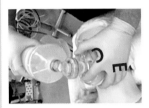
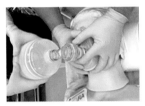
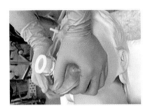

1人で行う場合EC法　　　　2人で行う場合　　　　　母指球法

バックバルブマスクでの換気法

ここに注目！

AED/電気的除細動器装着

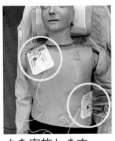

　AEDは、音声メッセージに従って電気ショックを行う機器です。まず、心臓を挟むようにパットを胸に装着（やむを得ない場合、胸部と背部の装着も可）し、メッセージに従い電気ショックを実施します。

　電気ショックを1回実施したら、直ちに胸骨圧迫からCPRを再開し、2分間行います。以後2分おきに、心電図波形の確認と電気ショックを繰り返します。

ここに注意！

除細動器装着時の注意点

除細動器装着時は以下の点に注意しましょう。

【パットの装着前に必ず確認すること】
- **体が濡れていないか**：体が濡れた状態で除細動すると感電の危険性があります。
- **体毛**：付属の剃刀で剃毛するか、予備のパットで除毛します。
- ・**貼付薬**：貼付薬は剥がし、タオル等で薬剤を拭き取ります。
- **ペースメーカ**：ペースメーカがある場合は、避けてパットを貼付します。
- **成人は小児用パットで代用はできません。**

救急セット

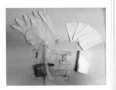

AED内には救急セットとして、手袋や脱毛テープまたは剃刀・人工呼吸シート・タオル・ハサミなどが付属されています。

5章

5章
Sec. 4

これが現場の動き方
二次救命処置（ALS）の実際

ALSとは

ALS（Advanced life support）とは、BLSで自己心拍再開が得られない場合に行う二次救命処置のことです。

ALS の流れ

実臨床では、これまで述べてきた各手技を一連の医療行為として流れるように進めていきます。心室細動と無脈性心室頻拍では、除細動・継続したCPR・薬剤治療が基本となり、心静止・無脈性電気活動では除細動は実施せず、CPRの継続と薬物治療が中心となります。

心停止アルゴリズム①

VF（心室細動）・Pulseless VT（無脈性心室頻拍）
の場合

> Basic life support で除細動

直ちにCPR再開とともに
① 静脈路確保
② アドレナリン1mgの準備
③ 可逆的原因の検索（適応であれば気管挿管）

> 2分後リズムチェック

> 心室細動・無脈性心室頻拍の持続した場合

除細動後直ちにCPR再開とともに
① アドレナリン1mg静注・輸液20mlで後押し、
　または、輸液を全開で30秒投与
　（以後アドレナリンは3〜5分毎に投与）
② アミオダロン300mg（10分間急速静注）も
　しくはニフェカラント0.3/kg準備
③ 可逆的な原因が同定されればその治療

> 心室細動・無脈性心室頻拍の持続した場合

除細動後直ちにCPR再開とともに
① アミオダロン300mg（10分間急速投与）、も
　しくはニフェカラント0.3/kg（5分間かけて）
② アドレナリン1mg準備
③ 可逆的な原因が同定されればその治療

> 以後2分間（5サイクル）のCPR→ショックを
> 繰り返す

心停止アルゴリズム②

心静止・無脈性電気活動（PEA）の場合

二次救命処置（Advanced life support）
・CPRの継続
・原因の検索
・静脈路/骨髄路確保と
・アドレナリン1mg静注（投与後輸液20mlで
　後押し、または、輸液を全開で30秒投与）
　3〜5分毎に繰り返す
・気管挿管・声門デバイスによる気道確保

> 2分後リズムチェック

> 心拍再開の可能性があれば脈拍の触知

ここがポイント

BLSの延長線上に継続していく対応となるので、1.連続した胸骨圧迫、2.可逆的な原因の検索と是正、3.静脈路または骨髄路確保、4.血管収縮薬の投与、5.抗不整脈薬の投与、6.気管挿管または声門上気道デバイスによる気道確保が重要となります。以下、対応について説明していきます

1. 連続した胸骨圧迫

気管挿管後は、胸骨圧迫と人工呼吸は非同調とし、連続した胸骨圧迫を行います。胸骨圧迫は1分間に100〜120回のテンポで行い、人工呼吸は1分間に約10回とし、過換気は避けます。

2. 可逆的な原因の検索と是正

質の高いCPRを継続しながら、蘇生の全ての段階において、心停止の可逆的な原因の検索と是正が求められます。原因検索は、心停止に至った状況や既往歴・身体所見から行います。動脈血ガス分析や電解質の検査結果が役立つこともあります。

心停止に至った原因検索

突然心停止を引き起こす 　4つのHと4つのT

心肺蘇生の最中は緊張から頭が真っ白になる事もあるので、心停止の原因検索を"4H4T"[1]で覚えてみてはいかがでしょうか。

① **H**ypoxia（低酸素症）

② **H**ypovolemia（循環血液量の減少）

③ **H**ypothermia（低体温）

④ **H**ypo /hyperkalemia/metabolic（低カリウム血症、高カリウム血症、代謝性アシドーシス）

① **T**ension pneumothorax（緊張性気胸）

② **T**amponade（cardiac：心タンポナーデ）

③ **T**oxins（急性中毒）

④ **T**hrombosis（coronary：急性冠症候群・Pulmonary肺塞栓症）

CPRを継続しながら、これらの心停止の原因を考えていければ、あなたもプロフェッショナルの仲間入りです。

5章

Memo

3. 静脈路または骨髄路確保

CPRを継続しながら、静脈路を確保します。蘇生のための薬物投与経路を新たに確保する場合は、中心静脈路ではなく、肘正中皮静脈など末梢静脈路を第一選択とします。また、血管確保が困難なときには骨髄への投与を行うことがあります。

4. 血管収縮薬

医師の指示のもと、アドレナリン1回1mgを静脈内投与し、3〜5分間隔で追加投与します。電気ショックが適応外なるリズムの心停止（心静止・無脈性電気活動）においては、できるだけ速やかに投与します。

   豆 知 識

アドレナリンは、1アンプル（1mg/1ml）を原液のまま投与します。リズムチェックは2分毎で、アドレナリン投与は3〜5分間隔なので、アドレナリン投与間隔を4分とすると時間管理がしやすいです。

5. 抗不整脈薬

電気ショックで停止しない難治性の心室細動や無脈性心室頻拍、あるいは再発して治療抵抗性の場合、アミオダロン300mgの静脈内投与が考慮されます。

ここに注意！

溶解に注意！

アミオダロンは、生理食塩水に溶解すると沈殿を生じるため、5％ブドウ糖液に溶解します。

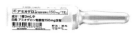

写真提供 トーアエイヨー

Memo

豆知識

覚えておくと安心！薬の知識

ALSで使用する薬剤の特徴を押さえましょう。

アドレナリン
商品名：ボスミン®、
アドレナリン®注0.1%シリンジ
効果発現までの時間：1分未満
効果持続時間：3〜5分

アミオダロン
商品名：アンカロン®注150
効果発現までの時間：1分未満
効果持続時間：20時間

ニフェカラント
商品名：
シンビット®静注用50mg
効果発現までの
時間：1分未満
効果持続時間：
1.5時間

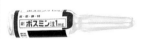

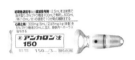

写真提供　第一三共

写真提供　サノフィ

写真提供　トーアエイヨー

---

6. 気管挿管・声門デバイスによる気道確保

　胸骨圧迫中断時間が長引くのは有害なため、気管挿管を行う場合も、胸骨圧迫の中断時間は可能な限り短くします。CPR中の気管チューブの位置確認には、身体所見に加えて、CO_2モニター、または比色式CO_2検出器・食道挿管検出器あるいは気管超音波検査で代用します。気管挿管後も自己心拍再開が見られない場合は、胸骨圧迫と人工呼吸は非同調とし、連続した胸骨圧迫を行います。

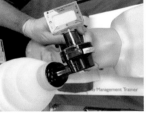
比色式CO_2検出器

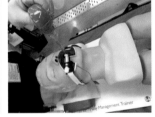
食道挿管検知器（EDD）

5章

Column

宇宙にもAED！？

　実は、国際宇宙ステーション（ISS）にもAEDが設置されていることはご存知ですか？ 野口聡一宇宙飛行士のYouTubeチャンネルでは、宇宙での救急救命が紹介されています。いざというときのために、自分の身近ではどこにAEDが設置されているか、確認してみてくださいね。

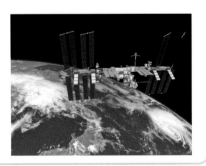

Memo

演習問題

これまで学習してきた緊急対応に関する問題を解いてみましょう。

 問題 1

 電気的除細動が適応となる不整脈を以下選択より2つ選んでください。

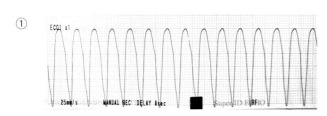

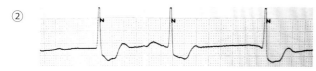

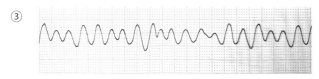

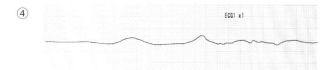

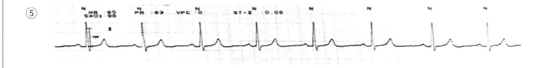

 問題 2

一次救命処置（BLS）で誤っているものはどれでしょう。
下記選択肢より1つ選んでください。

選択肢

① 反応がない人を発見したら、その場を離れずに応援を呼ぶ
② 胸骨圧迫は5cmの深さで100〜120回/分のペースで行う
③ 体が濡れていても除細動を優先して電気ショックを行う
④ 反応がなく、かつ呼吸がない、または死戦期呼吸であれば心停止と判断する
⑤ 呼吸はないが脈拍を認める場合は気道確保して人工呼吸を行う

問題 3

二次救命処置（ALS）で正しいものはどれでしょう。
下記選択肢より一つ選んでください。

選択肢

① アミオダロンを5％ブドウ糖液で希釈し投与した
② 末梢静脈路を確保するためCPRを中断した
③ 心室細動であった為1回目の除細動を行った後すぐにアドレナリンを投与した
④ CPR中に明らかな体動が出現したが、リズムチェックまで時間があるのでCPRを継続した
⑤ アドレナリンの効果持続時間は20時間である

問題 4

心肺蘇生（CPR）で誤っているものはどれでしょう。
下記選択肢より一つ選んでください。

選択肢

① 胸骨圧迫は約5cmの深さで圧迫する
② 胸骨圧迫のポイントは「深く」「早く」「絶え間なく」である
③ バックバルブマスクでの換気は約1秒かけて胸が上がる程度の換気量で行う
④ 気管挿管後も胸骨圧迫と人工呼吸は30：2で行う
⑤ 気管挿管後の人工呼吸は1分間に約10回で行う

5
章

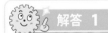 **解答 1** ①, ③

解 説

① 幅広いQRS波と逆向きのT波がみられます。等間隔で幅の広いQRSの心拍が持続しています。この特徴から心室頻拍（VT）が疑われます。心室頻拍は電気的除細動の適応となります。
③ 無秩序で不規則な基線の揺れがみられます。P波、QRS-T波が確認できず、心室細動（VF）が疑われます。心室細動（VF）は電気的除細動の適応となります。
② 心電図だけでは分かりませんが、実際には脈を触れずPEAです。PEAの心電図の特徴はなく、何らかの波形が出ていても脈が触れない（動脈圧波形がフラット）状態をいいます。電気的除細動の適応になりません。
④ これはほぼフラットなので心静止です。電気的除細動の適応になりません。
⑤ これは正常洞調律です。勿論、電気的除細動の適応になりません。

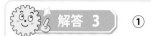 **③**

解 説 　濡れたまま除細動をすると、感電の危険性があります。必ず、タオル等で拭いてから除細動を行います。AED内にはタオルや手袋・人工呼吸シート・脱毛テープなどが付属されています。

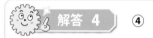 **①**

解 説
② CPRを継続しながら静脈路を確保します。
③ AHAガイドライン2015では、心室細動・無脈性の心室頻拍であった場合、2回目の除細動後にアドレナリンを投与することを推奨しています。
④ CPR中に明らかな体動が見られた場合、脈拍の触知を確認します。
⑤ アドレナリンの効果持続時間は3〜5分であるため、効果が切れる前に追加投与をします。

解答 4 　**④**

解 説 　気管挿管後は、胸骨圧迫と人工呼吸は非同調とし、連続した胸骨圧迫を行います。

Memo

文　献

第1章

1) 栗田 隆志. 12誘導心電図よみ方マスター基礎編ー波形の異常から考える. メディカ出版, 大阪, 2018.
2) NK Khan, et al. Prevalence of ECG abnormalities in an international survey of patients with suspected or confirmed heart failure at death or discharge. European Journal of Heart Failure 9,491–501, 2007.

第2章

1) 日本循環器学会/日本心臓リハビリテーション学会合同ガイドライン.心血管疾患におけるリハビリテーションに関するガイドライン 2021年度改訂版. https://www.j-circ.or.jp/cms/wp-content/uploads/2021/03/JCS2021_Makita.pdf<閲覧日2022年2月17日>
2) A Henning, et al. SinusTachycardia.StatPearls[Internet],2020.
3) A Dharod ,et al. Association of asymptomatic bradycardia with incident cardiovascular disease and mortality. JAMA intern Med 176,219-227, 2016.
4) C Menozzi, et al. The natural course of untreated sick sinus syndrome and identification of the variables predictive of unfavorable outcome. Am J Cardiol 82,1205-1209, 1998.
5) A M Kaleta, et al. Electrocardiographic abnormalities in amateur male marathon runners. Adv Clin Exp Med 27(8),1091-1098, 2018.
6) BH Chong, et al. Frequent premature atrial complexes predict new occurrence of atrial fibrillation and adverse cardiovascular events. Europace 14(7),942-7, 2012.
7) BT Huang,et al. Relation of premature atrial complexes with stroke and death: Systematic review and meta-analysis.Clin Cardiol 40(11),962-969, 2017.
8) 市田聡. ハート先生の心電図教室 不整脈編 プロフェッショナル版 第二版. 医学同人社, 26, 2011.
9) R Chebbout, et al. A systematic review of the incident of and risk factors for postoperative atrial fibrillation following general surgery. Anaesthesia 73(4),490-498, 2018.
10) S Aldrugh, et al. Atrial fibrillation, cognition and dementia: A review. J Cardiovasc Electrophysiol 28(8),958-965, 2017.
11) J Granada, et al. Incidence and predictors of atrial flutter in the general population. J AM Coll Cardiol 36(7),2242-2246, 2000.
12) M Semelka, et al. Sick sinus syndrome: A review. Am Fam Physician 87(10),691-696, 2013.
13) 倉田 千弘, 他. 病気が見えるvol.2 循環器 第2版.メディックメディア,82, 2003.
14) 奥村謙, 他. カテーテルアブレーションの適応と手技に関するガイドライン(2012), 日本循環器学会／日本小児循環器学会／日本心臓病学会／日本心電学会／日本不整脈学会, 44-46, 2012.
15) 日本循環器学会/日本不整脈心電学会合同ガイドライン. 不整脈薬物治療ガイドライン2020年改訂版. https://www.j-circ.or.jp/cms/wp-content/uploads/2020/01/JCS2020_Ono.pdf. <閲覧日2022年2月16日>.
16) JP Frolkis, et al. Frequent ventricular ectopy after exercise as a predictor of death. N Engl J Med 348(9), 781-790, 2003.
17) X Jouven, et al. Long-term outcome in asymptomatic men with exercise-induced premature ventricular depolarizations. N Engl J Med 343(12), 826-833,2000.
18) MA Mangi, et al. Atrioventricular Block Second-Degree. StatPearls Publishing, 2022.
19) Y Adler, et al. 2015 ESC Guidelines for the diagnosis and management of Pericardial diseases :The Task Force for the Diagnosis and Management of Pericardial Diseases of the European Society of Cardiology(ESC). Eur Heart J 36,2921-2964, 2015.
20) M Kosuge, et al. Differences in negative T waves among acute coronary syndrome, acute pulmonary embolism, and Takotubo cardiomyopathy. Eur Heart J Acute Cardiovasc Care 1,349-357, 2012.
21) 曷川 元, 他. 検査・データがまるごとわかる本. 65-67, 2020.
22) 三輪陽介. 電解質異常の心電図を読む. Heart View Vol.21 No.5,108-112, 2017.
23) S Watanabe, et al. Exercise-induced rise in arterial potassium is enhanced in patients with impaired exercise tolerance. Jpn Heart J 36(1),37-48, 1995.
24) R Schriwe /原著,南学正臣/監訳. シュライアー腎臓病と病態生理. 2011.
25) 渡邉裕昭, 他. U波の異常. 臨床検査 vol60 no.11, 1218-1220, 2016.
26) 石川恭三. 心臓病学. 医学書院, 113ー118, 1995.
27) MH Rosner. et al. The pathophysiology and treatment of malignancy-associated hypercalcemia. Clin J Am Soc Nephrol 7,1722-1729, 2012.
28) 藤本 雄飛, 他. QT時間の異常. 臨床検査 vol.60 no.11,1212-1217, 2016.

第3章

1) 日本循環器学会.急性冠症候群ガイドライン 2018年改訂版. https://www.j-circ.or.jp/cms/wp-content/uploads/2020/02/JCS2018_kimura.pdf. <閲覧日2022年2月16日>.
2) 日本循環器学会.冠攣縮性狭心症の診断と治療に関するガイドライン 2013年改訂版. https://www.j-circ.or.jp/cms/wp-content/uploads/2020/02/JCS2013_ogawah.pdf. <閲覧日2022年2月16日>
3) 日本循環器学会.心血管疾患におけるリハビリテーションに関するガイドライン 2021年改訂版. https://www.j-circ.or.jp/cms/wp-content/uploads/2021/03/

JCS2021_Makita.pdf. <閲覧日2022年2月16日>

4) M Hamon et, al. Prognostic impact of right ventricular involvement in patients with acute myocardial infarction: meta-analysis. Crit Care Med 36(7), 2023-2033, 2008.

5) 日本集中医療学会編. 集中治療における早期リハビリテーション～根拠に基づくエキスパートコンセンサスダイジェスト版. 医歯薬出版, 東京, 2017.

6) JA Barrabes et,al Prognostic value of lead aVR in patients with a first non-ST-segment elevation acute myocardial infarction circulation 108(7), 814-819, 2003.

第4章

1) EMV Williams. Classification of antiarrhythmic drugs. In: Symposium on Cardiac Arrhythmias. Astra, 449-472, 1970.

2) 日本循環器学会/日本不整脈心電学会合同ガイドライン. 不整脈薬物治療ガイドライン 2020年改訂版. https://www.j-circ.or.jp/cms/wp-content/uploads/2020/01/JCS2020_Ono.pdf. <閲覧日2022年2月16日>

3) 日本循環器学会/日本心臓リハビリテーション学会合同ガイドライン. 心血管疾患におけるリハビリテーションに関するガイドライン 2021年改訂版. https://www.j-circ.or.jp/cms/wp-content/uploads/2021/03/JCS2021_Makita.pdf. <閲覧日2022年2月16日>

4) 日本循環器学会. 2020 年 JCS ガイドラインフォーカスアップデート版 冠動脈疾患患者における抗血栓療法. https://www.j-circ.or.jp/cms/wp-content/uploads/2020/04/JCS2020_Kimura_Nakamura.pdf. <閲覧日2022年2月16日>

5) 日本循環器学会. 急性冠動脈症候群ガイドライン 2018年改訂版. https://www.j-circ.or.jp/cms/wp-content/uploads/2020/02/JCS2018_kimura.pdf. <閲覧日2022年2月16日>

6) 日本循環器学会/日本TDM学会合同ガイドライン (2013-2014年度合同研究班報告).循環器薬の薬物血中濃度モニタリングに関するガイドライン. 2015年版. https://www.j-circ.or.jp/cms/wp-content/uploads/2020/02/JCS2015_aonuma_h.pdf. <閲覧日2022年2月16日>

7) 日本循環器学会. 循環器病の診断と治療に関するガイドライン(2012年度合同研究版報告). ペースメーカー, ICD, CRTを受けた患者の社会復帰・復学・就労に関するガイドライン 2013年改訂版.https://www.j-circ.or.jp/cms/wp-content/uploads/2020/02/JCS2013_okumura_h.pdf. <閲覧日2022年2月16日>

8) 生須義久, 他. Device Implantation術管理に関する全国調査およびリハビリテーションの効果と安全性.心臓リハビリテーション 14(1), 76-79, 2009.

9) T Sakamoto, et al. Epidemiology and prognosis of atrial fibrillation in Japanese population. Nihon Rinsho 71(1), 15−20, 2013.

10) G Lee, et al. Catheter ablation of atrial arrhythmias: state of the art. Lanset 380(9852),1509-1519, 2012.

11) T Tanawuttiwat et al. The role of catheter ablation in the management of ventricular tachycardia. European Heart Journal, 594-609, 2015.

第5章

1) 佐藤 枢. 救急蘇生法の指針2015（医療従事者用）. ヘルス出版,東京,2016.

索 引

編著者プロフィール

原田　真二／Harada Shinji　（理学療法士・心臓リハビリテーション指導士）

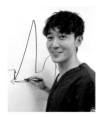

　福岡県大牟田市出身。現在、日本有数の心臓外科手術件数を誇る循環器専門病院で、主に心臓外科術後の心臓リハビリテーションに従事している。術後から外来まで年間延べ7,000件を超える心臓リハビリテーションに関わり、医師、看護師と連携して早期離床を実現している。現、日本離床学会理事。長年培ってきた経験を活かしたシンプルで分かりやすい講義には定評がある。現在も臨床、セミナー、執筆等、早期離床の啓発活動を精力的に行っている。

あなたの心（こころ）にビビッ！と届（とど）く
臨床心電図（りんしょうしんでんず）
判読上達（はんどくじょうたつ）ハートフルガイド Book（ぶっく）

発　行　日　2022年4月1日　初版発行

編　　　著　原田 真二（大和成和病院）
監　　　修　曷川 元　（日本離床学会）
編　集　協　力　日本離床学会
　　　　　　〒102-0073
　　　　　　東京都千代田区九段北1-2-12プラーレルビル2F
　　　　　　https://www.rishou.org/
発　売　元　（株）慧文社
　　　　　　〒174-0063
　　　　　　東京都板橋区前野町4-49-3
　　　　　　TEL：03-5392-6069　FAX：03-5392-6078
印　刷・製　本　大日本印刷株式会社
デ　ザ　イ　ン　品川 幸人
イラスト・図版　ささきみお、品川 幸人、反町 美涼

・本書の内容についてのお問い合せは日本離床学会まで、その他のお問い合せは慧文社までご連絡いただけますよう、お願いいたします。

詳しくはホームページをご覧ください。
https://www.rishou.org/

日本離床学会　検索

・本書内容の無断転載、複製、複写（コピー）、翻訳を禁じます、複写を希望される場合は、そのつど事前に許諾を得てください。

ISBN978-4-86330-198-6